AF401323

ÉTUDE SUR LE TRAITEMENT

DU

LUPUS TUBERCULEUX

D'APRÈS LA

MÉTHODE DE M. le Professeur R. KOCH

PAR LE

Dr E. CHATELAIN, de Paris

DEUXIÈME ÉDITION

PRIX : 2 FR. 50

PARIS

MALOINE, ÉDITEUR

91, BOULEVARD SAINT-GERMAIN, 91

1891

ÉTUDE SUR LE TRAITEMENT

DU

LUPUS TUBERCULEUX

D'APRÈS LA

MÉTHODE DE M. le Professeur R. KOCH

PAR LE

Dr E. CHATELAIN, de Paris

DEUXIÈME ÉDITION

PRIX : 2 FR. 50

PARIS

MALOINE, ÉDITEUR

91, BOULEVARD SAINT-GERMAIN, 91

1891

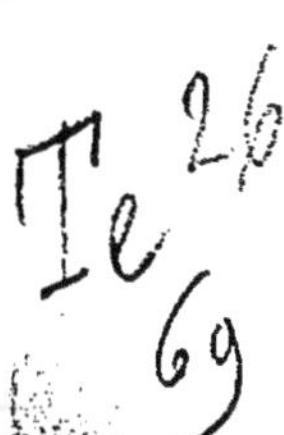

AVERTISSEMENT

DE LA DEUXIÈME ÉDITION

Depuis la publication de ce travail, M. le Professeur R. Koch a déclaré officiellement, dans sa troisième communication sur un traitement de la tuberculose, que sa lymphe était « un extrait glycériné tiré des cultures pures du bacille de la tuberculose ». Notre premier chapitre sur l'origine, la composition, etc., du liquide de Koch, n'offre donc plus qu'un intérêt historique rétrospectif : nous l'avons conservé néanmoins en raison des détails curieux et intéressants à certains points de vue qu'il contient.

Quant aux autres chapitres : Emploi de la lymphe, effets observés, résultats obtenus, etc., etc., ils sont aussi vrais aujourd'hui qu'il y a un mois et nous n'avons trouvé dans les divers documents publiés depuis, aucun fait véritablement nouveau et qui n'ait été indiqué par nous.

Paris, 30 janvier 1891.

Dr E. G.

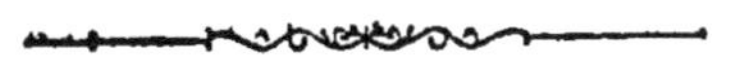

INTRODUCTION

Le remède de Koch guérit-il le lupus, oui ou non ? Telle est la grande question à l'ordre du jour ! Mais, hélas ? il s'agit ici d'un problème complexe dont tous les termes ne sont pas encore exactement fixés ; aussi la question ne sem. e-t-elle pas devoir être résolue dès à présent d'une façon définitive et le mystérieux remède encore enseveli dans les brumes allemandes ne paraît pas devoir, même à prix d'or, dire de si tôt son dernier mot aux expérimentateurs.

Quoi qu'il en soit, il y a là quelque chose, et, sans vouloir partager l'enthousiasme exagéré de ce dermatologiste allemand qui ne parle de rien moins que de jeter sa curette, nous nous trouvons évidemment en présence d'une substance capable de modifier profondément la thérapeutique d'une maladie dont les effets désastreux ont fait trop souvent le désespoir des malades et des médecins.

Qu'est-ce que la lymphe de Koch ?

Comment faut-il l'employer ?

Quels effets produit-elle ?

Comment agit-elle ?

Quels sont les résultats obtenus par son emploi ?

Quelles sont ses indications et ses contre-indications ?

Telles sont les questions que nous nous proposons d'envisager successivement ici ; notre but étant d'exposer fidèlement et sans parti-pris, en nous basant sur les observations tant françaises qu'étrangères déjà publiées et sur les déclarations des maîtres, l'état actuel du sujet qui nous occupe, sans préjuger de l'avenir.

C'est à dessein que nous passerons sous silence les controverses parfois justifiées qui se sont élevées au sujet de la façon dont nos voisins ont compris leur rôle vis-à-vis du monde scientifique et vis-à-vis de l'humanité tout entière, en gardant précieusement le secret sur la composition de la lymphe mystérieuse et en en monopolisant le commerce !

Nous sommes heureux cependant, comme patriote, de constater que ce ne sont pas là les façons d'agir de notre grand Pasteur à propos duquel on a fait tant de rapprochements en ces derniers temps, et que ce sera toujours la gloire de l'école française de sacrifier au proverbe :

Bonne renommée vaut mieux que ceinture dorée.

Dr E. CHATELAIN.

Paris, 1er janvier 1891.

ÉTUDE SUR LE TRAITEMENT

DU

LUPUS TUBERCULEUX

D'APRÈS LA MÉTHODE

De M. le Professeur R. KOCH

PAR

Le Dr E. CHATELAIN, de Paris.

CHAPITRE I.

Qu'est-ce que la lymphe de Koch ?

Au Congrès international des sciences médicales ouvert à Berlin le 4 août 1890, M. le Professeur Robert Koch disait : « J'ai trouvé, après de nombreuses expériences, plusieurs substances capables d'entraver le développement des bacilles de la tuberculose, ce qui est déjà d'une grande importance. Les substances qui réussissent le mieux sont les huiles essentielles, quelques composés aromatiques tels que le naphtol β amine, la paratoloïdine, certaines couleurs d'aniline telles que la fuchsine, le bleu de méthylène, le violet de gentiane, l'auramine, puis les vapeurs mercurielles et les combinaisons de l'argent et surtout de l'or avec l'acide cyanhydrique ; ainsi, le cyanure d'or entrave déjà, en solution au deux millionnième, la multiplication des microbes.

Chez les animaux, ces substances-là ne réussissent pas ; en dernier lieu, cependant, j'ai fini par trouver des substances qui se sont montrées actives, même sur des animaux.

Des cobayes, qui avaient absorbé une telle substance, restèrent réfractaires à l'inoculation tuberculeuse ; chez d'autres, déjà infectés antérieurement, la maladie rétrograda par le traitement avec cette substance. »

Quelques mois plus tard, le 13 novembre 1890, M. le Professeur R. Koch, dans une communication officielle sur le traitement de la tuberculose, rappelant ce qu'il avait dit à l'une des séances du Congrès, ajoutait : « J'ai institué, avec le même procédé, des expériences analogues chez l'homme et je viens aujourd'hui en faire connaître les résultats.

Le remède consiste en un liquide limpide, brunâtre, de conservation facile. Avant de s'en servir, on doit le diluer, mais dès qu'il est dilué dans l'eau distillée, il se décompose, car les bactéries s'y développent rapidement.

Pour remédier à cela, il faut stériliser par la chaleur le liquide dilué et le conserver dans un flacon bouché avec de l'ouate, ou, ce qui est plus commode, le diluer dans une solution phéniquée à 0,5 pour 100.

Malgré ces précautions, l'action du remède soit stérilisé, soit préparé à l'aide de l'acide phénique s'affaiblit au bout de quelque temps ; c'est pour cela que j'emploie toujours des solutions fraîchement préparées. »

Et c'est tout ! Sur l'origine, la composition, la préparation de son remède, Koch reste muet. Il ajoute même : « Comme mes recherches sur la méthode de préparation en grand du médicament ne sont pas encore terminées, je ne puis rien dire sur sa composition, ni sur sa préparation ; je publierai ces détails ultérieurement. »

On en est donc réduit aux conjectures, et nombreuses sont les hypothèses qui ont été émises sur ce sujet.

On a d'abord songé à la solution d'or d'une ptomaïne contenue dans les cultures du bacille de la tuberculose.

Puis, on a soupçonné que la solution de Koch était un bouillon de microbes actifs et spécifiques de l'érysipèle.

M. le docteur Salomonsen, professeur extraordinaire de bactériologie à la Faculté de Médecine de Copenhague, a pensé que le remède de Koch était constitué par un liquide organique, car il s'altère et se putréfie promptement. Il supposait même que c'était un extrait de cultures de bacilles de la tuberculose obtenues d'après la méthode indiquée par Pasteur.

Un Professeur agrégé de l'Université de Bruxelles, M. le docteur Depage, a émis une hypothèse au moins ingénieuse rapportée par notre excellent confrère le D⁻ Helme, dans la *Médecine moderne*. D'après lui, la lymphe de Koch serait un produit soit ptomaïne, soit tout autre produit chimique qui, en se combinant avec la ptomaïne de la tuberculose, donnerait une combinaison plus active que celle-ci. Dès lors, si on injecte cette substance dans le sang, sa présence dans le torrent circulatoire et peut-être aussi sa combinaison avec la

petite quantité de ptomaïne tuberculeuse du sang, produirait les phénomènes généraux. Arrivée au niveau du tubercule, la lymphe, se
combinant avec la ptomaïne de celui-ci, qui à ce niveau est plus
concentrée, amènerait les phénomènes locaux et notamment la
dégénérescence caséeuse. Il sera intéressant, dès lors, d'étudier si la
dégénérescence commence par le centre du tubercule ou par la
périphérie. Si c'est par la périphérie que commencent les phénomènes de nécrose, il est évident que le produit vient du sang.

L'analyse du remède de Koch a été faite par un chimiste de
Vienne, M. Jolles. « Il consiste en un liquide sirupeux, de couleur brune, présentant, surtout en solution étendue, une faible
fluorescence verdâtre. Son odeur est spéciale et rappelle tout d'abord
l'odeur de vieille levure, et en même temps elle est douce et aro-
matique. Chauffée lentement, cette substance perd son odeur de
levure, et à un point plus élevé, il se développe une odeur de plume
en combustion, et enfin celle de corne brûlée. Si l'on brûle au cha-
lumeau cette substance une fois carbonisée, elle se détruit complètement, et elle ne laisse presque pas de cendres, certainement
moins d'un pour cent.

Le liquide a une réaction franchement neutre. Si on l'additionne
de quelques gouttes d'acide acétique dilué, il se produit un léger
trouble (mucine, caséine) qui s'exagère encore en ajoutant deux ou
trois gouttes de ferro-cyanure de potassium (albumine) ; une quantité plus grande de réactif fait disparaître le trouble. Toutefois, ces
réactions ne sont pas assez nettes pour permettre de caractériser la
substance principale du remède de Koch. La réaction du biurate
est très marquée (peptone). En traitant la substance par la liqueur
de Fehling, il ne se produit par la chaleur que quelques traces de
réduction, ce qui montre que parmi les corps réducteurs il n'y a
pas de sucre. Il n'a pas été possible de déceler la présence du soufre
ou du phosphore en combinaisons inorganiques ou en combinaisons organiques dont ils seraient très faciles à dissocier ; par contre,
on a pu constater de petites quantités de chlorures. L'absence de
métaux élimine l'hypothèse accréditée de la présence dans le
remède d'un cyanure d'or.

Tous les réactifs qui peuvent indiquer l'existence de certains alcaloïdes en présence de substances albuminoïdes n'ont donné que des
résultats négatifs.

Si nous rassemblons les données de cette analyse qualitative,
nous voyons qu'il se trouve dans le liquide de Koch des substances
albuminoïdes appartenant vraisemblablement au groupe des *toxal-
bumines* ou des *enzymes* (ferments dépourvus de forme). Cette
manière de voir se trouve confirmée par la réaction formidable que

des doses presque homœopathiques de ce liquide peuvent engendrer. Une activité analogue ne se voit que pour les ferments tels que la diastase, la pepsine, le venin des serpents, etc. » (Travail publié par le *Formulaire mensuel de Thérapeutique et de Pharmacologie*, n° du 20 décembre 1890.)

Dans le *Bulletin médical* (n° du 23 novembre 1890) un bactériologiste anonyme a donné une étude très intéressante sur la question et que voici *in extenso* :

« De toutes parts, on se demande quelle peut bien être la composition du liquide employé par Koch dans le traitement de la tuberculose. Personne ne connaît cette composition ; personne ne la connaîtra, sauf indiscrétion peu probable, jusqu'au jour où le savant berlinois nous dévoilera son secret. Aussi les suppositions vont-elles leur train et, suivant l'habitude, l'ignorance enfante aisément les hypothèses, voire même les affirmations. Comme tout le monde, nous nous sommes posés la question, comme tout le monde, nous nous sommes efforcés de satisfaire dans la mesure du possible l'inévitable curiosité de notre esprit, en présence d'un problème d'une si grande importance. Or, voici ce qui nous paraît le plus vraisemblable.

Quand on veut chercher à obtenir un remède capable non pas seulement de prévenir, mais encore de guérir une maladie infectieuse, une maladie due à la présence d'un microbe, ainsi que c'est le cas pour la tuberculose, deux méthodes principales peuvent être mises en jeu. L'une, méthode d'empirisme et de patience, consiste à prendre les produits chimiques du premier au dernier, et à étudier leur action d'abord sur les cultures du microbe pathogène, sur l'animal ensuite, sur l'homme en dernier lieu. On espère, chemin faisant, découvrir un remède qui serait le mercure ou le sulfate de quinine de l'affection dont on s'occupe.

En procédant de cette façon, Behring, élève de Koch, depuis plus d'un an, a reconnu les pouvoirs antiseptiques des sels d'or, du cyanure en particulier, vis-à-vis du bacille de la tuberculose. De là cette idée que la matière utilisée à Berlin pourrait être un sel métallique ; cette opinion, comme nous le verrons, n'est plus admissible en présence des faits cliniques parvenus à notre connaissance.

La seconde méthode de recherches, plus scientifique peut-être, nous conduit à nous adresser aux cultures pour y puiser les microbes ou leurs sécrétions.

Si on prend les microbes eux-mêmes, on devra commencer par les atténuer à l'aide de l'oxygène, de la chaleur, etc., et, ce premier point obtenu, on pourra espérer, en les inoculant à l'homme, de lui créer une sorte d'immunité qui le mette à l'abri de l'influence nocive du microbe le plus violent. Toutefois, par cette méthode, on n'obtiendra le plus souvent qu'un moyen de prévention, de vaccination, et non de guérison. C'est l'histoire de ce que l'on fait pour le charbon, pour le rouget, etc. D'ailleurs, s'il s'agit de l'homme, ces vaccins figurés seraient eux-mêmes très suspects. On hésitera beaucoup, avant d'introduire dans un organisme vivant un germe, quelque atténué qu'il soit. Qui peut répondre, en effet, que ce germe, en pénétrant dans un nouveau milieu, ne retrouvera pas sa puissance nocive primitive. Il faudrait, pour se permettre une telle assurance, ignorer les conditions sans nombre propres à influencer la virulence. On doit réserver aux espèces animales, et à elles exclusivement, ce genre de traitement.

. Restent les tentatives thérapeutiques aux moyens des germes.

. L'on sait que les germes, causes de nos maladies, fabriquent dans les milieux où ils se développent des substances chimiques, que l'on désigne sous le nom générique, et d'ailleurs vague, de toxines ; ces substances sont des alcaloïdes, des albumines, des ammoniaques, etc. Pour le médecin, leurs propriétés sont peut-être plus intéressantes que leur nature. Quelles sont donc ces propriétés ?

Si on détruit les microbes d'une culture par la chaleur, ou, si on se débarrasse de ces microbes, en filtrant cette culture sur porcelaine, on obtient, au moins dans certains cas, un liquide dont l'injection provoque des effets utiles ou nuisibles.

Les effets utiles consistent dans la création de l'immunité vis-à-vis du microbe contenu dans la culture en expérience ; l'animal qui a reçu ce liquide, véritable sécrétion bactérienne, devient résistant au virus, les effets nuisibles se traduisent par des accidents divers : fièvre, diarrhée, convulsions, etc.

La découverte des effets utiles a permis d'espérer que l'on trouverait dans ces cultures des substances capables de guérir les maladies, puisqu'on en trouvait qui étaient capables de les prévenir. Jusqu'à présent, les résultats obtenus dans ce sens sont médiocres. Cependant, Woodhead et Cartwright Wood prétendent avoir combattu, arrêté le charbon, en injectant les toxines du bacille du pus bleu, autrement dit les matières auxquelles ce bacille donne naissance. Il est vrai qu'il s'agit de la guérison d'une infection grâce aux principes fournis par l'agent d'une autre infection.

Guidé par ces notions, on devait forcément supposer que Koch se servait d'une toxine, et, dans l'espèce, probablement de celle du bacille de la tuberculose. Plusieurs motifs sont à invoquer en faveur de cette hypothèse.

1° La lymphe, comme on l'appelle, est, sans aucune action si on l'introduit par le tube digestif ; or, il en est de même des toxines du

vibrion de Metchnikoff, du bacille pyocyanique, du bacille du téta-
nos, etc.

2° Cette « lymphe », inoculée, donne lieu à des phénomènes salu-
taires, mais aussi à des phénomènes toxiques ; or, l'on sait com-
bien il est difficile de séparer dans les produits solubles fabriqués
par les bacilles, l'utile du nuisible, d'autant plus que le produit
nuisible l'emporte souvent sur le produit utile. Tel bacille, celui de
la diphtérie, par exemple, engendre plutôt le produit nuisible que
le produit utile.

3° La lymphe possède des propriétés vaso-motrices manifestes ;
après son administration, le lupus se tuméfie, rougit ; le poumon
s'œdématie. Précisément MM. Bouchard, Gley et Charrin viennent
d'établir que certaines toxines actionnaient le système vaso-moteur.
A côté des actions dilatatrices existent les actions constrictives.

4° On dit que la lymphe fait défaut, que sa fabrication en abon-
dance demande du temps. Cela porte à penser que c'est le bacille
qui lui donne naissance. En effet, le rendement des cultures en
toxines évaluées au poids est ordinairement très faible, quoique
variable suivant les ferments et les milieux ; de plus, ce rendement
est subordonné à la facilité, à la richesse de la culture; or personne
n'ignore que la culture de la tuberculose *humaine* est ordinairement maigre, chétive, difficile.

Telles sont quelques-unes seulement des probabilités qui portent
à penser, sans pouvoir rien affirmer, que la lymphe de Koch est un
produit de culture, produit auquel il ajoute peut-être quelqu'autre
chose pour le rendre plus stable. »

Enfin, à la Société de Médecine Pratique de Paris, dans la séance
du 18 décembre 1890, MM. Léon Petit, Gautrelet et Cérémonie ont
donné une note très intéressante sur la composition de la lymphe
de Koch, dont voici le passage capital, in extenso, d'après le Bulletin de cette société :

« Après avoir recherché toutes les réactions de la lymphe allemande avec les réactifs généraux et spéciaux, nous avons procédé
par synthèse à la reconstitution de toutes pièces d'un liquide qui, s'il
n'est pas la lymphe allemande, nous semble s'en rapprocher singu-
lièrement, car il possède toutes les propriétés organoleptiques et
toutes les affinités chimiques.....

Examen comparatif.

Propriétés organoleptiques.

	Lymphe de Koch.	de madère.
Couleur.	Lymphe française.	id.

Fluorescence.	Lymphe de Koch.	rouge cerise.
	Lymphe française.	id.
Consistance.	Lymphe de Koch.	demi-visqueux.
	Lymphe française.	id.

Propriétés chimiques.

A. *Réactions générales.*

Réaction chimique.	Lymphe de Koch.	Faiblement alcaline.
	Lymphe française.	id.
Eau.	Lymphe de Koch.	Solubilité complète.
	Lymphe française.	id.
Alcool.	Lymphe de Koch.	Léger trouble, puis solub.
	Lymphe française.	id.
Acide sulfurique.	Lymphe de Koch.	Ni coloration, ni précip.
	Lymphe française.	id.
Acide chlorhydriq.	Lymphe de Koch.	id.
	Lymphe française.	id.
Potasse à froid.	Lymphe de Koch.	id.
	Lymphe française.	id.
Potasse à 100° c.	Lymphe de Koch.	Odeur de colle forte.
	Lymphe française.	id.
Liqueur de Fehling	Lymphe de Koch.	Pas de réaction.
	Lymphe française.	id.
Acide sulfurique et bichromate.	Lymphe de Koch.	Coloration verte.
	Lymphe française.	id.
Iode ioduré et potasse.	Lymphe de Koch.	Précipité d'iodoforme.
	Lymphe française.	id.

B. *Réactions communes des alcalis organiques.*

Iode ioduré.	Lymphe de Koch.	Précipité brun.
	Lymphe française.	id.
Acide picrique.	Lymphe de Koch.	Précipité jaune.
	Lymphe française.	id.
Tannin.	Lymphe de Koch.	id.
	Lymphe française.	id.
Bichlor. de platine.	Lymphe de Koch.	id.
	Lymphe française.	id.
Bichlor. de platine.	Lymphe de Koch.	id.
	Lymphe française.	id.
Bichl. de mercure.	Lymphe de Koch.	Précipité blanc.
	Lymphe française.	id.
Azotite mercuriq.	Lymphe de Koch.	id.
	Lymphe française.	id.

C. Réactions spéciales aux alcalis organiques non végétaux.

| Ferricyanure et perchlorure de fer. | { Lymphe de Koch.
 Lymphe française. | Color. et précipité bleu.
 id. |
| Bromure d'argent. | { Lymphe de Koch.
 Lymphe française. | Coloration brune.
 id. |

M. Léon Petit appelle ensuite l'attention de la Société sur la réaction avec le papier photographique à base de bromure d'argent et soumet une feuille de ce papier sur lequel la réaction caractéristique des amines non végétales a été réussie d'une façon qui saute aux yeux.

Sur ce papier sont écrits les mots :

Lymphe de Koch.

Lymphe française.

Et l'on peut voir que la teinte brune signalée par Brouardel et Boutmy comme caractéristique de ces substances est identique et prouve que ces deux phrases ont été écrites avec le même produit ou au moins avec des produits de compositions chimiques analogues. Or, l'une est obtenue avec la lymphe de Koch, l'autre avec la lymphe française. Une dernière preuve nous sera fournie par les effets physiologiques sur les animaux et si les résultats comparatifs obtenus sont identiques, tout doute est levé : les deux liquides sont iden: tiques et la lymphe française est analogue à la lymphe allemande, celle-là obtenue par synthèse, celle-ci par simple mélange de corps déjà connus ou par culture microbienne. Peu importe le manuel opératoire, le résultat seul est à considérer.

Or ces expériences qui portent sur une série d'animaux (cobayes, lapins et vaches) les uns sains, les autres tuberculeux, sont en cours, et nous espérons pouvoir, dans un avenir très prochain, en communiquer les résultats et donner le secret de la lymphe mystérieuse, dont il est déjà possible de soupçonner la composition chimique et de comprendre l'énorme puissance toxique. »

On le voit, les chimistes s'escriment à qui mieux mieux, ils brûlent peut-être, comme on dit vulgairement, mais jusqu'à présent du moins, le voile épais qui cache l'alambic du savant allemand n'est pas encore tombé.

CHAPITRE II.

—

Comment faut-il employer la lymphe ?

« Ingéré par la bouche, dit l'inventeur dans sa communication officielle, le remède n'a pas d'action ; pour obtenir un effet précis, il faut l'employer en injection sous-cutanée » (1).

Manuel opératoire.

(INSTRUMENTS. — LIEU D'ÉLECTION. — DOSES).

« A cet effet, nous nous sommes servis d'une petite seringue à ballon de caoutchouc, sans piston. Cette seringue reste facilement aseptique par le lavage avec de l'alcool absolu ; c'est grâce à ce mode de procéder que nous n'avons eu à observer aucun abcès sur plus de mille injections que nous avons faites. »

D'après une communication faite à la Société médicale des Hôpitaux de Paris, le 5 décembre 1890, par M. le Docteur Ferrand, les médecins allemands auraient abandonné la seringue de Koch et emploieraient maintenant une seringue de Pravaz à piston d'amiante.

M. le Professeur Schweninger, d'après ce que rapporte M. le Docteur Thibierge, dans les *Annales de Dermatologie et de Syphiligraphie* (n° du 25 décembre 1890), se sert d'une seringue munie d'une sorte d'opercule métallique que l'on place, lorsque la seringue est au repos, à l'extrémité destinée à recevoir l'aiguille ; si l'on a soin, après qu'on a assuré l'asepsie, de laisser un peu d'eau distillée dans le corps de la seringue, on empêche l'air de pénétrer et l'on peut transporter la seringue conservée aseptique.

En France, M. le professeur Cornil emploie la seringue de Roux : c'est une seringue analogue qui sert aux expériences faites sur les malades atteints de lupus, à l'Hôpital Saint-Louis.

Le savant professeur d'anatomie pathologique à la Faculté de médecine de Paris, dans sa première conférence sur le traitement de la tuberculose par la méthode de Koch, faite le 7 décembre à

(1) Dans la tuberculose pulmonaire, il serait efficace en inhalations (Fræntzel et Bankwitz).

l'Hôpital Laënnec, et que nous empruntons (comme les suivantes) au compte rendu sténographique publié par la Presse médicale a d'ailleurs parfaitement posé, d'une façon absolument précise, les règles du manuel opératoire à suivre pour qu'il ne puisse se produire d'accidents imputables non au liquide, mais à l'opérateur.

« Il faut, dit-il, se munir d'un ballon de la contenance d'un litre environ, de pipettes et de tubes bien stérilisés et bouchés avec un tampon d'ouate également stérilisée. Une petite éprouvette graduée par centimètres cubes également stérilisée servira à opérer le mélange.

Pour obtenir des solutions titrées au dixième ou au centième, on procède comme il suit : le ballon stérilisé contient de l'eau distillée, stérilisée à l'autoclave ou par une ébullition prolongée et additionnée de cinq grammes pour mille d'acide phénique cristallisé. Avec une pipette en verre, stérilisée et bouchée à l'ouate, on aspire une certaine quantité du liquide primitif (la lymphe de Koch) dont on verse goutte à goutte un centimètre cube dans une petite éprouvette contenant déjà neuf centimètres cubes d'eau phéniquée : on a ainsi une solution au dixième ; c'est la solution mère, dont la coloration est jaunâtre, que l'on conserve dans une éprouvette stérilisée, bouchée à l'ouate et portant comme étiquette : Solution au dixième. De cette solution, on verse un centimètre cube dans neuf centimètres cubes d'eau phéniquée, suivant le même procédé que celui décrit plus haut, et l'on a une solution au centième que l'on conserve comme il a été dit et sur laquelle on inscrit : Solution au centième, avec laquelle on fait une solution au millième : c'est cette dernière, parfaitement incolore, contenue, comme les précédentes, dans un tube à essai, préalablement stérilisé, bouché avec de l'ouate et maintenu verticalement pour empêcher le contact du liquide et de l'ouate, qui nous sert pour les inoculations. J'attache une grande importance à cette manière de procéder : le liquide de Koch se mélange difficilement avec l'eau, et si on le met d'abord pour ajouter l'eau par-dessus, il reste au fond de l'éprouvette.

Nous employons la seringue de Roux dont le cylindre de verre sans armature métallique et le piston, en moelle de sureau qu'une petite vis permet de serrer à volonté, sont faciles à stériliser, pouvant sans inconvénient être passés dans l'eau bouillante. Elle est aussi d'un emploi plus commode que la seringue de Koch ; dans cette dernière, le corps de la seringue en verre s'adapte au moyen d'une armature métallique munie d'un petit robinet à un ballon de caoutchouc qui remplace le piston, mais exerce une pression moins grande que ce dernier, et, si on incline la seringue, le liquide peut refluer dans ce ballon et s'y souiller. La seringue est conservée dans un tube à essai renfermant de l'eau phéniquée ; après chaque injection, on

enlève la canule et on la replace à l'aide d'une pince métallique propre, sans la toucher avec les doigts. Quand elle est munie de son
aiguille flambée à la flamme d'une lampe à alcool, on peut le charger
directement dans le tube contenant la solution.

Les autres précautions antiseptiques banales ne doivent pas être
négligées: nettoyage de la peau des malades et des mains de l'opérateur avec la liqueur de Van Swieten, stérilisation de la seringue,
flambage de la pointe, etc.

L'injection doit être faite profondément dans le tissu cellulaire
sous-cutané et il faut se garder, quelques précautions que l'on ait
prises pour se désinfecter les mains, de toucher avec les doigts la
petite plaie faite par l'aiguille.

Ce n'est qu'en prenant toutes ces précautions que l'on se mettra
à l'abri des accidents inflammatoires et douloureux que l'on a observés parfois après les piqûres. »

Tous ces détails nous semblent en effet d'une extrême importance
et nous ne saurions, sur ce point, partager en aucune façon l'opinion
de M. le Docteur Thibierge qui va un peu loin, croyons-nous, en disant que « les précautions antiseptiques ont une importance très
relative » ! (1).

Comme lieu d'application, Koch choisit la peau du dos, soit
la région comprise entre les omoplates, soit la région lombaire,
« parce que, dit il, dans ces régions, les injections sont presque in-
dolores et sans réaction locale ».

M. le Docteur Verriest, professeur de Clinique interne à
l'Université de Louvain, fait remarquer qu'en choisissant ces régions
comme lieu d'élection, on ne gêne ni les mouvements musculaires,
ni le décubitus dorsal, mais M. le Professeur Salomonsen, de
Copenhague, affirme qu'il a vu les injections être suivies de douleurs violentes. Dans le service de M. le Docteur Hallopeau,
à l'hôpital Saint-Louis, les deux premiers malades atteints de lupus
qui ont été injectés accusaient une légère douleur au niveau de la
région inoculée et l'on pouvait constater un peu de rougeur au
point ou la piqûre avait été faite.

A Berlin, pour faire l'injection, M. le Docteur Pfuhl saisit
d'une main la peau qui recouvre le rebord vertébral de l'omoplate
et enfonce profondément l'aiguille en allant obliquement vers la
profondeur, dans une direction parallèle au rebord osseux. Il se
sert d'une seringue de Koch. Le médecin, après avoir retiré la
canule, pratique alors avec la main, voire même avec le talon de la

(1) *Annales de Dermatologie et de syphiligraphie*, n° du 25 décembre 1890.

main, plusieurs frictions énergiques sur toute la région, afin de favoriser la diffusion du liquide et son absorption consécutive. Le modus faciendi indiqué plus haut (préparation de la solution à injecter, précautions antiseptiques avant, pendant et après l'injection) est absolument celui qui a été adopté et suivi par les expérimentateurs de l'Hôpital Saint-Louis ; néanmoins la plupart de ces derniers laissent au patient le choix du siège de l'injection, région dorsale ou région fessière en arrière du grand trochanter, et ne font jamais deux fois de suite l'injection du même côté. L'injection terminée, ils appliquent sur le point inoculé, comme protecteur, une rondelle d'un emplâtre adhésif : les uns emploient l'emplâtre de Vigo, les autres l'emplâtre rouge de Vidal, qu'ils considèrent comme moins irritant ; d'autres enfin le vulgaire diachylum.

Le professeur Hebra, de Vienne, à cause de la forte tension des tissus, se propose d'appliquer à l'avenir sur les régions malades et traitées des compresses chaudes.

Jusqu'à présent, personne autre n'a, que nous sachions, fait subir aux parties malades, chez les individus traités par les injections de la lymphe de Koch, un traitement local quelconque (1).

Malgré que l'injection hypodermique de la lymphe soit le modus faciendi généralement employé, il y a lieu de signaler la tentative faite en Italie et que M. le docteur A. Mugnai, privat-docent à la Faculté de Médecine de Rome relatait en ces termes, dans une lettre adressée à la *Semaine médicale* :

« M. le Professeur Baccelli a aussi voulu fournir une contribution particulière à la méthode de Koch, en introduisant le médicament, non pas par la voie hypodermique, mais par injection intra-veineuse, procédé qu'il emploie, comme on sait, avec succès dans le traitement de la malaria par la quinine.

Partant de cette idée que, de même que la quinine, le liquide de Koch doit exercer une action plus puissante lorsqu'il est introduit directement dans le sang, M. Baccelli se décide à faire des injections intra-veineuses du liquide de Koch.

Dans ce but, il choisit des malades qui s'étaient montrés réfractaires à des injections hypodermiques de liquide de Koch à doses progressivement croissantes et relativement élevées.

Jusqu'à ce jour, les injections intra-veineuses de liquide de Koch n'avaient été pratiquées que chez deux malades ; mais ce matin trois autres malades ont été soumis à ce traitement.

(1) M. le professeur Cornil, se plaçant à un autre point de vue, allie maintenant à la méthode allemande dans le traitement du lupus, les injections d'huile iodoformée, médicament qui dans un cas analogue nous a donné il y a un an un réel résultat.

Le nombre des observations est, on le voit, encore insuffisant pour permettre de tirer des conclusions définitives. Quoi qu'il en soit, M. Baccelli croit pouvo... affirmer d'ores et déjà « que l'effet des injections intra-veineuses de liquide de Koch est plus rapide que si l'on emploie les injections hypodermiques et qu'il s'obtient même là où ces dernières n'amènent aucune réaction ».

La première injection intra-veineuse, d'un milligramme, fut pratiquée le 10 décembre. Dans les injections intra-veineuses qui ont été faites depuis lors, la dose de quatre milligrammes n'a jamais été dépassée. Toutefois, M. Baccelli se propose d'augmenter graduellement les doses dans les expériences ultérieures.

La technique de ces injections intra-veineuses ne présente rien de particulier : on les pratique dans une des veines du pli du coude, au moyen d'une seringue de Pravaz à piston d'amiante.

Une des questions les plus importantes dans le traitement du lupus par le procédé du professeur Koch est certainement celle qui a pour but de poser les règles à suivre dans le dosage de la quantité du remède à injecter. Quelle doit être la première dose essayée ? Quand doit-on renouveler l'injection ? Quand faut-il augmenter la dose du liquide à employer ? Tels sont les divers points d'un intérêt capital que nous allons traiter maintenant et sur lesquels, hâtons-nous de le dire de suite, l'accord n'est pas parfait, les premières règles établies par Koch à ce sujet paraissant déjà devoir souffrir de nombreuses exceptions.

Laissons d'abord parler le savant allemand lui-même.

« Si, dit-il, chez un tuberculeux, on injecte une dose d'un centigramme du liquide dilué (dose que dans sa présentation de malades aux membres de la Société privée de Chirurgie de Berlin, dans l'amphithéâtre de la clinique royale, Monsieur le Professeur von Bergmann qualifiait de dose normale) on obtient une réaction énergique tant générale que locale.

« Pour les enfants de trois à cinq ans la dose est d'un milligramme, le dixième de la dose de l'adulte ; chez des enfants très affaiblis et chétifs, nous avons obtenu par des doses d'un demi-milligramme, une réaction énergique, mais sans danger pour la vie des petits malades.

Le fait que le liquide modifie seulement le tissu tuberculeux vivant nous explique qu'on puisse l'injecter à des doses rapidement croissantes, ce qui ne tient pas du tout à l'accoutumance, car, dans l'espace de trois semaines, on peut injecter jusqu'à cinq cents fois la première dose; or, l'accoutumance ne peut être invoquée ici, aucun médicament ne produisant une tolérance aussi rapide.

« Cela tient à ce que, tout d'abord, il y a une grande quantité de tissu tuberculeux vivant et qu'ainsi une faible dose de substance active suffit à produire une réaction énergique ; mais, chaque injection faisant disparaître une certaine quantité de ce tissu capable de réagir, il faut, au fur et à mesure que cela se produit, augmenter les doses de plus en plus pour obtenir le même degré de réaction que précédemment. J'admets, toutefois, que jusqu'à un certain point l'accoutumance puisse se produire.

« Chez presque tous les malades atteints de lupus, nous avons injecté une dose d'un centigramme, nous avons laissé passer la réaction, et au bout d'une à deux semaines, nous avons injecté de nouveau un centigramme et ainsi de suite jusqu'à ce que la réaction soit devenue de plus en plus faible et enfin nulle. »

Ces règles, bien établies officiellement par le professeur de Berlin, ont-elles toujours été suivies ? peuvent-elles toujours être suivies ? La réponse est négative dans les deux cas.

Koch commence ses injections avec une dose d'un centigramme ; or, d'après un grand nombre d'expérimentateurs, cette dose est de beaucoup trop considérable. Le professeur Kaposi, à la Société Império-Royale de Vienne (séance du 29 décembre 1890, compte-rendu par M. le Docteur Schnirer), en parlant du liquide de Koch, disait :

« Il faut être très prudent dans son emploi, car il peut produire des manifestations pénibles surtout chez les enfants. » Le professeur Kaposi a vu à Berlin un enfant qui avait reçu depuis longtemps déjà un demi-milligramme de liquide et qui souffrait depuis lors de fièvre continue et de diarrhée.

C'est aussi l'avis de Monsieur le professeur Schnitzler, de Vienne.

« Il faut être, dit-il, d'une prudence extrême dans le dosage du médicament ; ainsi, dans un cas de lupus, chez lequel j'ai fait aujourd'hui une seconde injection de cinq milligrammes, il s'est produit au bout de quelques heures une réaction effroyable. La température s'est élevée à 40°, l'exanthème a duré cinq heures. En général, il vaut mieux commencer dans la pratique avec une petite dose, un milligramme par exemple. »

C'est ce que font à Bruxelles Monsieur le professeur Verriest, à Paris, Monsieur le professeur Cornil et les Médecins de l'Hôpital Saint-Louis qui commencent parfois même la série d'injections par une dose d'un demi-milligramme.

Monsieur le Docteur Ferrand avait donc raison de déclarer du haut de la tribune de la Société médicale des Hôpitaux, dans la séance du 5 décembre 1890, qu'il fallait commencer par des doses d'un à deux milligrammes et ne répéter les injections que quand les accidents généraux qui résultent de la précédente injection se sont bien amendés.

C'est ce que font actuellement les médecins de l'hôpital Saint-Louis qui attendent pour pratiquer une nouvelle injection que les phénomènes produits sous l'influence de la première soient complètement dissipés et laissent en général entre les deux opérations un repos de 4, 6 et 8 jours en moyenne.

Telle est aussi l'opinion du professeur Kaposi, comme il le déclarait, à la Société Império-Royale de Vienne (séance du 5 décembre 1890, compte-rendu de M. le docteur Schnirer).

Après avoir injecté ses malades, le samedi, il avait constaté le lundi que la plupart étaient rétablis, aussi avait-il répété les injections le mercredi. Les suites en furent très inquiétantes: la réaction générale fut beaucoup plus intense qu'après la première injection. Il y a donc lieu, dit le savant dermatologiste viennois, de croire à une accumulation du poison dans l'organisme, aussi propose-t-il de ne faire une seconde injection que cinq à six jours après la première, c'est-à-dire lorsque les malades sont complètement rétablis. C'est aussi la pratique actuelle du professeur von Bergmann qui estime qu'il convient de laisser un intervalle de cinq jours entre chaque inoculation pour permettre aux malades de se remettre de la fièvre produite par les injections. Dans une communication faite à la Société de Médecine Pratique de Paris, le 11 décembre, M. le docteur Bellencontre, de Rouen, disait que si la réaction n'est pas satisfaisante, M. le Professeur Koch ordonne d'augmenter les doses dès le lendemain, car « la réaction du remède, pour être normale, dit Koch, doit faire monter la température à 39° au moins, 40° et même plus, redescendre dès le lendemain à la normale; une autre injection doit être faite dès ce jour, la température s'élèvera encore, et si elle ne monte pas, on devra augmenter la dose, et ainsi de suite jusqu'à ce que le malade ne réagisse plus à une dose élevée et qu'il présente des symptômes de guérison. »

Ce n'est plus aujourd'hui l'avis du professeur de Berlin, puisque comme l'écrivait, de Berlin, dans une lettre datée du 22 décembre, M. le docteur Villaret, correspondant de la *Semaine médicale*, M. le médecin-major Leu, à propos d'une discussion relative à la méthode de Koch, rapportait devant la Société des médecins militaires, que, au dire de M. le docteur Pfuhl, M. Koch, lui-même, ne considère pas l'élévation de la température au moment de la réaction, comme un phénomène nécessaire à la guérison. Celui-ci pense, au contraire, que le traitement idéal serait de pouvoir supprimer la fièvre, tout en se servant d'une dose suffisante pour obtenir la réaction locale.

CHAPITRE III

Effets observés après l'injection de la lymphe de Koch.

« La plus importante de ses qualités, dit R. Koch, est l'action spécifique de ce remède sur les processus tuberculeux de quelque genre
qu'ils soient.

Je vais décrire la réaction très étrange (tant générale que locale)
de l'homme tuberculeux vis-à-vis de ce remède.

La réaction générale débute par un accès de fièvre commençant
presque toujours par un frisson, la température monte à 39°, parfois
à 40° et 41°. En même temps des douleurs musculaires dans les
membres (1), des efforts de toux, une grande lassitude, souvent des
nausées et des vomissements. Dans certains cas apparaît un léger
ictère, parfois un exanthème morbilliforme au cou et à la poitrine.
L'accès de fièvre commence quatre ou cinq heures après l'injection
et dure de douze à quinze heures. Exceptionnellement il se manifeste
plus tard et alors l'accès est moins intense. Les malades sont légèrement fatigués par l'accès et dès qu'il est passé, ils se sentent d'ordinaire mieux qu'avant son apparition.

La réaction locale s'observe le plus nettement chez les tuberculeux dont l'affection tuberculeuse est visible, c'est-à-dire chez les
malades atteints de lupus tuberculeux. Chez ces malades, on constate des phénomènes qui démontrent jusqu'à l'évidence l'action
spécifique antituberculeuse du remède.

Quelques heures après l'injection faite dans la peau du dos, c'est-
à-dire en un point éloigné des régions malades, celles-ci commencent à gonfler et à rougir (2) d'ordinaire même avant la fièvre, mais
pendant celle-ci le gonflement et la rougeur augmentent de plus
en plus. Le tissu lupique présente alors çà et là une teinte rouge-
brun, et autour de la région fortement tuméfiée, se forme une aréole

---

(1) Dues, d'après Koch, à une déglobulisation du sang. — Une anémie
profonde a d'ailleurs été observée (Doct. Thibierge).

(2) On pourrait comparer cette action locale avec celle qui suit l'inoculation
de l'érysipèle sur un lupus (von Bergmann).

blanchâtre, large d'un centimètre environ et entourée elle-même d'une zone d'un rouge vif.

Après l'abaissement de la température, la tuméfaction des régions lupiques diminue peu à peu et disparaît au bout de deux ou trois jours. Les foyers lupeux se recouvrent de croûtes formées de sérum desséché au contact de l'air; ces croûtes se transforment en eschares épaisses, se détachent spontanément au bout de deux à trois semaines et laissent même après une seule injection de liquide une cicatrice lisse et rouge. Il faut néanmoins, en général, faire d'autres injections pour obtenir une guérison complète.

Un point à noter, c'est que les phénomènes décrits sont exclusivement limités aux régions atteintes de lupus : les plus petits tubercules, presque invisibles, cachés dans le tissu cicatriciel deviennent visibles grâce à leur gonflement et à leur changement de couleur, tandis que le tissu cicatriciel véritablement indemne de lupus ne subit aucun changement.

L'observation d'un malade atteint de lupus et traité par mon liquide est tellement instructive et convaincante que je conseille à qui veut se rendre compte de son action de commencer par le traitement d'un lupus tuberculeux. »

Il semble d'après les résultats déjà connus des expériences auxquelles se livrent actuellement les médecins de tous les pays que les effets observés par Koch après les injections de son liquide s'observent réellement dans un grand nombre de cas, mais qu'il n'en est pas cependant toujours ainsi. D'après une note expédiée de Vienne le 6 décembre 1890 à la *Semaine Médicale* par M. le docteur Schnirer, une commission composée de MM. les professeurs Weichselbaum et Drasche, envoyée par le conseil sanitaire supérieur pour étudier la méthode de Koch à Berlin, a constaté que la réaction générale provoquée par le liquide injecté présentait plusieurs déviations du type décrit par Koch. La commission a insisté particulièrement sur la gravité de la réaction, qui dure parfois un à deux jours, et établi que cette réaction variait suivant les individus.

La température, dit M. le Professeur von Bergmann, peut s'élever à 40°4 ou ne pas dépasser 38°0.

M. le Docteur Cuffer, à la Société médicale des hôpitaux de Paris (séance du 5 décembre 1890), déclare qu'avant l'ascension de la température qui caractérise la période de réaction générale, on observe parfois une véritable hypothermie. En Angleterre, à King's Collège, lors de la présentation des cas traités par M. Watson Cheyne, M. Heron a dit qu'il avait observé souvent aussi un abaissement de la température ; chez un de ses malades, la température est descendue à 30°. M. le D⸱ Casse, de Bruxelles, a vu des cas analogues,

Cette singularité s'explique, croit M. le Docteur Cuffer, par une gêne évidente de la systole cardiaque après l'inoculation.

M. le Professeur Cornil, dans sa conférence du 14 décembre, a étudié d'une façon toute particulière les diverses façons suivant lesquelles réagissent les différents sujets, au point de vue de la température, après les injections de la lymphe de Koch.

« Au point de vue de la température, dit-il, il ne faudrait pas croire que la réaction fébrile soit marquée par une seule ascension thermique survenant un temps variable après l'injection et bientôt suivie d'une descente plus ou moins brusque de la température.

Une observation attentive démontre qu'en réalité les choses se passent moins simplement. La température des malades soumis aux injections a été prise dans le rectum toutes les deux et trois heures.

Ainsi un malade injecté à onze heures du matin présente à sept heures une température de 39°4. Deux heures plus tard, le thermomètre ne marquait plus que 38°4, mais le lendemain, sans qu'on eût pratiqué une nouvelle injection, il remontait à 39°5 pour descendre ensuite progressivement avec de légères oscillations. Le type fébrile rappelle la fièvre quotidienne à deux accès.

Chez un autre malade, une injection de trois milligrammes amena le second jour une température de 40°8, le troisième et le quatrième jour on nota encore 39° et 39°5 avec une température à peu près normale dans l'intervalle des ascensions. La courbe était celle d'une fièvre intermittente quotidienne ayant duré trois jours.

Une autre fois, chez un enfant atteint de lupus, on a noté, immédiatement après l'injection, un léger abaissement de température, et ce n'est que le troisième jour que l'on a observé une ascension du thermomètre à 39°4, après quoi la défervescence s'est faite graduellement et d'une façon régulière.

Ces trois malades atteints de lupus limité de la face étaient très bien portants et n'avaient pas de fièvre avant l'injection.

Il y a lieu de tenir grand compte de cette marche irrégulière de la température, de ne pas pratiquer des injections subintrantes, car on pourrait, en accumulant les effets, s'exposer à des accidents sérieux. »

En même temps que la température s'élève, le pouls s'accélère, et on a observé souvent le chiffre de cent cinquante pulsations à la minute (Leyden).

Néanmoins, faisait remarquer M. le Docteur Ferrand à la Société médicale des Hôpitaux (*loc. cit.*) :

« Une singularité mérite d'être relevée : c'est le défaut de corrélation qui existe entre la fréquence du pouls et l'élévation thermique. Le pouls, alors même qu'il est le plus fréquent, n'a jamais la force ni l'ampleur d'une franche réaction fébrile ; il est généralement faible, peu développé et trahit à la fois un certain abaissement du taux de la tension vasculaire, comme celui qui peut résulter d'une dilatation paralytique des capillaires généraux, en même temps qu'on observe un notable affaiblissement de l'impulsion cardiaque, souvent même le pouls nous a paru relativement ralenti, même pendant la période de réaction confirmée ; ces phénomènes sont d'ailleurs bien plus accusés après que cette période est passée. Le lendemain de l'injection et les jours suivants quelquefois, les sujets gardent un pouls d'une extrême débilité, un cœur de faible impulsion, un état de lipothymie plus ou moins accusé, enfin une sensation de faiblesse et d'épuisement profonds. »

On a aussi constaté plusieurs fois une hypertrophie de la rate (Senator, Ewald, Ebstein).

L'éruption dont parle le professeur Koch peut affecter plusieurs types. A la conférence faite à Berlin le 16 novembre, dans l'amphithéâtre de la Charité, M. le Docteur von Köhler, relatant le résultat de ses expériences faites à la Charité, disait qu'il l'avait vue scarlatiniforme, rubéoliforme ou polymorphe ; on l'a vue papulo-vésiculeuse (Rosenbach) ou même ortiée (Köhler). M. Ewald a constaté des vésicules rappelant un peu l'apparence de l'érysipèle bulleux. L'herpès labial a été observé (Lublinski).

La réaction peut elle-même offrir des degrés différents qui ne semblent pas, d'après ce que nous avons pu voir à l'Hôpital Saint-Louis, en rapport avec la dose de liquide injecté, mais bien avec l'individualité des sujets. C'était aussi l'avis de M. Schroetter, à la séance de la Société império-royale des médecins de Vienne le 18 décembre 1890.

M. Hebra dit de même que dans le lupus, la réaction est irrégulière, tantôt forte, tantôt faible ou moyenne. M. Kahler a constaté dans un cas de tuberculose que la réaction n'était survenue qu'au bout de plusieurs jours. Chez certains la réaction générale sera nulle après une injection de quatre milligrammes, comme dans le fait de Dublin rapporté par M. Thornley Stoker, où cependant la réaction locale avait été vive. M. Héron, de Londres, n'a constaté qu'une réaction modérée après une injection d'un centigramme. Ces observations concordent avec celles de Kaposi qui, dans trois cas de lupus injectés, n'a pas constaté de fièvre, malgré la réaction locale, cette fièvre manquant même chez un lupus après une injection d'un centigramme.

D'autres fois, la réaction est très forte avec des doses parfois minimes. A l'hôpital Saint-Louis un malade lupeux atteint de lésions cutanées multiples a présenté, après une injection d'un demi-milligramme, une réaction générale violente avec douleurs lombaires extrêmement vives et une température s'élevant à 40°2.

Des phénomènes graves se sont produits quelquefois. Chez M. le Professeur von Bergmann, un jeune garçon est resté plongé dans un état comateux durant quarante-huit heures après la première injection.

Dans le mémoire du professeur William Levy, traduit par M. le Docteur Villaret et publié par la *Semaine médicale*, on trouve l'histoire d'une malade qui après l'injection d'un centigramme du remède faite à dix heures du matin, perdit connaissance vers le soir et ne revint à elle que le surlendemain à midi. Des faits analogues ont été constatés par d'autres observateurs. Ailleurs, comme dans les cas de Messieurs les docteurs Cornil (*loc. cit.*) et Quinquaud, Cuffer, des malades, indemnes antérieurement, ont été atteints après l'injection d'hématurie et d'albuminurie. M. le Professeur Cornil a observé cet accident chez deux de ses malades, dont l'un avait reçu cinq milligrammes et l'autre trois milligrammes et demi. Chez ces deux malades chez qui la réaction a été très intense, les urines ont présenté, vingt-quatre heures après l'injection, une couleur rouge noirâtre; elles contenaient une grande quantité de globules rouges et de l'albumine. Dans le cas de M. Quinquaud, le lupique avait reçu une injection de deux milligrammes du médicament.

« Dans les urines des deux malades hématuriques, après leur première injection, on a trouvé, par litre chez un de ces malades, un homme atteint de lésions cutanées tuberculeuses multiples :

> 1 gr. 76 d'albumine.
> 16 gr. 25 d'urée.
> 12 gr. 40 de chlorure de sodium.

Chez une femme atteinte de lupus et de tuberculose pulmonaire au début, l'analyse chimique donna par litre :

> 3 gr. 24 d'albumine.
> 2 gr. 20 de chlorure de sodium.
> 34 gr. 50 d'urée.

Comme on le voit, la quantité d'albumine dans les deux cas était assez considérable; quant à l'urée et au chlorure de sodium, ils se rencontraient en proportions très inégales dans les deux cas ; et chez la femme en particulier la quantité d'urine excrétée était notablement supérieure à celle que l'on a, en général, dans l'albuminurie.

Au microscope, on trouvait, outre les globules rouges dont le nombre alla diminuant de jour en jour, des cylindres hyalins fibrineux remplis de globules rouges déformés; ces cylindres étaient parfois très longs. Les urines contenaient encore un peu d'albumine alors que les globules rouges avaient disparu.

Pourquoi ces malades ont-ils eu de l'albuminurie ? On peut à cet égard émettre trois hypothèses. Ou bien ils avaient quelques granulations tuberculeuses du rein, ou bien une néphrite conjonctive et épithéliale tout à fait au début et ignorée, ou bien enfin une dégénérescence amyloïde limitée aux pyramides de Malpighi et n'atteignant pas la substance corticale. En tout cas, avant l'injection, aucun de ces malades ne présentait de traces d'albumine.

La conclusion qui découle des faits de ce genre, c'est qu'il faut agir avec une prudence extrême et ne commencer que par des doses très minimes ».

Dans sa conférence du 14 décembre M. le professeur Cornil rapportait l'étude des variations de l'oxyhémoglobine à la suite des injections, étude faite par M. Henocque. Vingt-deux malades ont été examinés à ce point de vue. Voici les conclusions que M. Henocque a tirées de ces observations :

« 1° Le plus souvent, on a constaté une diminution de l'oxyhémoglobine, diminution qui peut varier d'un à cinq pour cent de la quantité totale. Cette diminution se produit rarement dès le premier jour, le plus souvent elle apparaît vers le deuxième ou le troisième jour. Elle est en rapport avec le nombre des injections plutôt qu'avec les doses employées ; on l'observe aussi bien dans le lupus que dans la tuberculose pulmonaire ;

2° La diminution d'oxyhémoglobine peut être suivie d'une ascension ; le fait a été observé trois fois. Chez un malade assez anémié qui ne présentait que neuf pour cent d'oxyhémoglobine au lieu de quatorze pour cent, proportion normale, la proportion descendit d'abord à sept pour cent pour remonter progressivement jusqu'à dix pour cent. Dans deux cas l'augmentation de l'oxyhémoglobine a coïncidé avec une amélioration des signes physiques de la tuberculose.

3° Il peut n'y avoir aucune variation après une ou deux injections à doses faibles, qu'il s'agisse de tuberculose cutanée ou de tuberculose pulmonaire.

4° Dans trois cas, il y a eu augmentation de la quantité d'oxyhémoglobine qui s'est élevée de douze à treize, de treize à quatorze, et de dix à douze pour cent.

5° Il ne paraît pas y avoir de relation entre l'intensité de la réaction et les variations d'oxyhémoglobine. Ces recherches sont intéressantes à continuer; les variations dans la quantité d'oxyhémoglobine donnent une mesure assez exacte de l'effet des injections : il n'est pas douteux que là où l'oxyhémoglobine diminue l'état général devient plus mauvais et que les injections sont plutôt nuisibles. »

A l'hôpital Saint-Louis, un malade traité pour un lupus de la face, dont l'état local s'était amélioré a présenté à la suite d'une deuxième injection des signes d'endocardite grave manifestement due à l'action de la lymphe, puisque cette endocardite a évolué sous nos yeux et que la restitution ad integrum s'effectuait au fur et à mesure que les autres effets de l'injection disparaissaient ; notons cependant que cette endocardite a subsisté pendant un certain temps encore.

Dans le service de M. le Docteur Lannelongue, un enfant de huit ans était atteint de lupus : au nez, de chaque côté de la face, et à la narine gauche; il ne présentait ni tuberculose des viscères, ni tuberculose des os, ni tuberculose des articulations.

Le 2 décembre. Première injection d'un milligramme. Réaction locale, caractéristique. Réaction thermique ayant duré de douze à quatorze heures.

Le 5 décembre. Injection de trois milligrammes. Réaction locale moins vive.

Le 9 décembre : Injection de trois milligrammes. La réaction thermique dure dix-neuf heures et monte à 40°6. Abattement général très marqué, éruption papuleuse confluente, sauf sur la figure. Le soir même, l'enfant se plaint de douleurs dans le genou et le tibia gauche. Le lendemain on constate une gêne dans les mouvements de la tête, un gros épanchement dans les deux coudes, dans les deux épaules, surtout à gauche. Poignet gauche douloureux. Articulations de la hanche peu mobiles. Epanchement abondant dans les deux genoux. Pas d'albuminurie. C'est dans le genou droit que l'épanchement persiste le plus longtemps (il fut ponctionné pour être inoculé à des animaux).

Si ces accidents avaient suivi la première injection, on pourrait affirmer que cette injection a révélé l'existence des foyers tuberculeux jusque là latents, mais comme les accidents se sont montrés huit jours après la première injection, on peut se demander s'ils ne sont pas dus à l'action de la lymphe, qui a provoqué la formation à distance de nouveaux foyers tuberculeux. (*Bulletin médical*, 17 décembre 1890.)

Nous laissons à l'auteur la responsabilité de cette opinion que nous ne partageons guère.

Enfin des accidents mortels ont été signalés dans l'emploi de la méthode de Koch.

M. Jarisch rapporte, dans le *Wiener klin. Woch.* (n° 50), le fait suivant :

« Une jeune fille de dix-sept ans était atteinte d'un lupus ulcéreux du visage. On lui fit une injection de 2 milligrammes de lymphe de Koch. Cinq heures après, elle eut un frisson, avec élévation de la température à 39°6. Au bout de six heures la température était de 40°3, et après quatorze heures, de 41°1. Pendant la journée du lendemain, elle oscilla entre 40° et 41°. En même temps, apparurent des vomissements, de la somnolence, de la petitesse du pouls et des selles involontaires. Malgré l'emploi des excitants, la mort survint vingt-six heures après l'injection.

A l'autopsie, on trouva les traces d'une vive réaction (gonflement et rougeur) aux régions lupiques. Les ganglions cervicaux, péritrachéaux et péribronchiques étaient volumineux, souvent caséeux, généralement très injectés. Dans l'intestin grêle, et surtout dans le gros intestin, il existait de nombreuses lésions tuberculeuses, les unes ulcéreuses, les autres cicatrisées ; elles présentaient les traces de la plus vive réaction.

En outre, les poumons étaient œdémateux et parsemés de nombreux infiltrats pneumoniques disséminés; le cerveau et la moelle présentaient un œdème très prononcé. La rate, le foie et les reins étaient augmentés de volume. Il existait des hémorragies capillaires sous la plèvre et le péricarde et en quelques points de la moelle.

La lymphe était de provenance officielle et avait été diluée selon toutes les règles. »

A l'hôpital Saint-Louis, chez notre excellent maître M. le docteur Péan, un malade est mort dans le collapsus quelques heures après une injection de lymphe faite à la dose de deux milligrammes et sa mort ne semble pouvoir être attribuée qu'aux effets de l'inoculation.

Il y a donc lieu de remarquer, comme le faisait M. le docteur Thibierge, à la Société médicale des Hôpitaux (*loc. cit.*) que, malgré que les accidents aient été observés surtout dans la tuberculose pulmonaire, ils peuvent s'observer aussi chez des lupiques.

Les faits cités plus haut en font foi.

Quant à la réaction locale chez les lupiques, elle semble offrir assez souvent, mais non constamment, les phénomènes décrits par Koch lui-même. De l'avis général la réaction locale apparaît avant la fièvre : MM. von Köhler et Westphal, médecins militaires allemands, en relatant leurs expériences faites dans une annexe de la Clinique de Bardeleben, s'expriment ainsi :

« Chez Theiss, homme de vingt-huit ans, atteint d'un lupus de la face, deux heures après l'injection survenait un sentiment de brûlure, de tension et de chaleur dans la partie du nez affectée de lupus.

Trois heures après, au moment où le frisson commençait à se produire, la face était complètement rouge, surtout au niveau du nez.

Les rougeurs et le gonflement ne se limitaient pas aux parties lupiques, mais s'étendaient sur les parties avoisinantes dans une assez grande étendue. »

A la coloration intense des points malades vient se joindre souvent une sensibilité exagérée comme l'a constaté M. le Docteur A. Rémond, de Metz. Le professeur von Bergmann dit que le gonflement qui suit l'injection, très intense au début, est d'autant moindre que l'on avance davantage vers la guérison.

M. le Docteur William Lévy, dans son mémoire déjà cité, dit qu'il faut insister sur ce que la tuméfaction et les douleurs doivent se manifester, augmenter, atteindre le maximum, diminuer, disparaître *d'une manière typique*, c'est-à-dire que l'accroissement de la tuméfaction et des douleurs doit se faire au fur et à mesure que la température s'élève et avec l'abaissement thermique la diminution de la tuméfaction doit se produire. »

Dans un cas de lupus, Héron, de Londres, a observé, outre la réaction locale typique des raies rouges qui allaient du siège de la maladie aux glandes lymphatiques voisines ; c'étaient des vaisseaux lymphatiques.

M. le Docteur Thibierge écrivait aussi dans les *Annales de Dermatologie et de Syphiligraphie* (*loc. cit.*) que « à propos de la réaction locale, il convient de signaler celle qui survient dans les ganglions correspondant à la région atteinte de lupus ; caractérisée par la tuméfaction et la douleur, sans rougeur, cette réaction peut être pour une part sous la dépendance de la réaction locale de la plaque lupique, mais elle tient surtout à la nature même des lésions ganglionnaires, et prouve une fois de plus, contrairement à l'opinion de Hebra, qu'il s'agit d'une adénopathie tuberculeuse. »

Le professeur Hebra, de Vienne, disait à la Société império-royale (séance du 21 novembre) qu'il a vu se développer ultérieurement sur le lupus des petites vésicules qui en se rompant produisent une exsudation semblable à celle d'un eczéma.

M. Morell Mackensie est d'avis que dans les cas de lupus du larynx, la tuméfaction des tissus est moins considérable que celle de la peau !

Nous ignorons sur quoi se base sir Morell Mackensie pour établir son affirmation ; il n'en n'est pas moins vrai que lorsque le larynx est le siège d'un lupus il y a lieu de craindre l'apparition des phénomènes dyspnéiques plus ou moins intenses, malgré que M. le Docteur William Lévy, qui a traité un cas de tuberculose du larynx, n'ait pas vu se développer une tuméfaction bien marquée.

M. le docteur E. Ehlers, chef de clinique de M. le Professeur Haslund, dans un article publié par la *Semaine médicale*, dit que : « En ce qui concerne la réaction locale chez les lupiques, M. le Professeur Haslund ne trouve pas que la description qui en a été donnée par Koch lui-même et par beaucoup d'auteurs soit tout à fait typique. On ne voit, en effet, que dans trois cas la réaction décrite par Koch : 1° dans le lupus ulcéré ; 2° lorsque les nodules ont atteint la surface de la peau ; 3° dans le lupus hypertrophique non ulcéré.

Dans les cas de lupus où les nodules ne sont pas proéminents et dans le lupus scléreux, on ne voit pas d'exsudation à la surface, mais seulement la rougeur et la tuméfaction qui ont été décrites, de telle sorte qu'il ne se produit pas de croûtes. C'est la même forme de réaction que l'on observe lorsque l'on a répété plusieurs fois les injections dans les formes de lupus qui réagissaient la première fois par l'exsudation et la formation de croûtes. La raison de ce phénomène est due sans doute à ce que la destruction ne porte que sur le tissu tuberculeux le plus superficiel : les nodules profonds ne sont pas atteints. »

M. le Professeur Haslund nous paraît exprimer absolument la vérité et tels nous semblent être en général les effets observés par nous chez les malades actuellement en traitement à l'hôpital Saint-Louis.

CHAPITRE IV

—

Mode d'action de la lymphe de Koch.

Nous touchons ici à l'un des points capitaux du sujet que nous étudions ; mais hâtons-nous de le dire, si les hypothèses émises sont nombreuses, si certaines d'entre elles sont absolument plausibles, les examens et les études approfondis manquent encore pour que le dernier mot soit dit sur cette intéressante partie de la question.

« Les examens histologiques manquent, dit le Professeur Koch pour dire comment s'effectue le processus de résorption et d'atrophie du tissu morbide. Ce qui toutefois est constaté, c'est qu'il ne s'agit pas d'une destruction des bacilles contenus dans les tissus ; c'est le tissu malade qui est atteint. On constate dans ce tissu une tuméfaction et une rougeur considérables, symptômes de troubles de nutrition d'où résultent une mortification consécutive, plus ou moins rapide suivant la façon dont le traitement est appliqué. Le médicament ne tue donc pas le bacille des tubercules, mais le tissu tuberculeux. »

M. le Docteur Frœntzel, dans la séance du 17 novembre 1890, de la Société de Médecine interne de Berlin (compte rendu publié par la *Semaine médicale* 25 novembre 1890) était affirmatif sur ce point.

Il est prouvé, disait-il, que les bacilles ne sont pas tués ; mais leur nombre diminue et ils finissent souvent par disparaître totalement. Ils paraissent, d'autre part, subir des modifications microscopiques qu'on n'observe jamais dans d'autres conditions. Ces changements de forme sont au nombre de quatre variétés principales ; ils marquent le premier signe de la réaction ; 1° Les bacilles sont après le traitement moitié plus petits et plus grêles ; 2° Quelques-uns présentent un renflement à leurs deux extrémités (forme biscuit) ; 8° D'autres sont rompus par le milieu ; 4° D'autres paraissent divisés en petits morceaux rangés en chapelet (en général à quatre grains). On ne trouve d'ailleurs cette dernière forme que rarement et chez les gens atteints de tuberculose depuis longtemps.

M. Heron qui a, le premier, avec M. Watson Cheyne, introduit le liquide de Koch en Angleterre, a, dans une conférence faite le 1er décembre 1890 (compte-rendu par M. le Docteur J. Keser), dit qu'il paraît bien prouvé que l'action du liquide porte sur les tissus tuberculeux qui perdent leur vitalité ; ces tissus nécrosés peuvent contenir des bacilles vivants et actifs, de sorte qu'il y a toujours possibilité de réinfection.

A King's collège Hospital, M. Watson Cheyne, dans le cours de sa démonstration a formulé une hypothèse sur le mode d'action du remède, il suppose que les bacilles produisent certaines substances chimiques qui, en se combinant avec le remède qui circule dans le sang, produisent des composés nouveaux, très irritants qui déterminent la nécrose des tissus.

La dose du remède doit donc être en raison inverse de la quantité de tissu tuberculeux récent qui se trouve dans le corps.

M. Gaertner, à la Société Império-Royale des médecins de Vienne dans la séance du 28 novembre 1890 (compte rendu de M. le docteur Schnirer) a essayé de donner une explication de l'action du remède de Koch ; il croit qu'il agit sur les substances solubles (produits d'échange), formées par le bacille de la tuberculose, qui se trouvent probablement non seulement au niveau de l'endroit malade, mais aussi dans tout l'organisme, le liquide de Koch agit peut-être comme un ferment sur ces substances. Cette hypothèse pourrait expliquer la réaction générale et locale.

Devant la même Société et au cours de la même séance, M. le Professeur Kaposi a fait observer que l'ictère qui a été noté dans quelques cas semble prouver que le remède a une certaine action sur les globules rouges.

« L'action du remède, disait-il, consiste en une inflammation superficielle de la peau analogue à celle qui se produit dans la peau lupique à la suite d'un érysipèle. Si cette inflammation était accompagnée d'une métamorphose régressive, on pourrait en répétant les injections selon le besoin arriver à guérir le lupus en cinq à six mois. »

Le professeur Hebra compare l'action du remède sur le lupus à celle d'un caustique ; il y a, dit-il, désagrégation des tissus ; il se produit des vides qui se remplissent d'un liquide séro-purulent, de sorte que le lupus semble recouvert d'une enveloppe blanc jaunâtre.

Dans la séance du 19 décembre 1890 de la Société Império-Royale des médecins de Vienne (compte-rendu de M. le docteur Schnirer), M. Kahler a relaté le résultat des examens de l'urine des individus traités par la méthode de Koch. Les recherches de M. Kahler ont porté spécialement sur la peptonurie.

« Il existe comme on le sait, de la peptonurie toutes les fois qu'un tissu est décomposé et que les produits de cette décomposition sont résorbés. C'est ainsi qu'on trouve de la peptonurie dans la pneumonie croupale pendant la période de résorption de l'exsudation, dans le rhumatisme aigu, lorsque les symptômes articulaires disparaissent, dans les processus suppuratifs, lorsque les conditions sont favorables à la résorption ; dans les inflammations aiguës non suppuratives, telles que la parotidite épidémique ; à la période finale des maladies aiguës, la fièvre typhoïde par exemple, etc.

Enfin, il y a une peptonurie toxique provoquée par l'introduction de poisons protoplasmatiques dans l'organisme, comme, par exemple, le phosphore.

Si l'on admet que le remède de Koch détruit le tissu tuberculeux et que ces tissus détruits sont résorbés, lorsqu'ils ne peuvent pas être éliminés, il faut donc s'attendre à trouver de la peptonurie dans les cas traités par la méthode de Koch. Les recherches entreprises sur ce sujet, d'après la méthode de Hofmeister, chez vingt-neuf malades, (atteints de phthisie pulmonaire, de pleurésie, de péritonite tuberculeuse, de carie vertébrale, etc., etc.), ont donné trente-trois résultats absolument positifs, sur deux cents examens d'urine.

La peptonurie n'est pas en rapport direct avec la fièvre ; elle a été observée chez des malades qui avaient une élévation de la température à peine appréciable comme chez ceux dont la température est montée à 41°.

Elle ne survient pas immédiatement après la fièvre et n'est pas en rapport avec la dose du médicament injecté.

Ainsi on l'a constaté chez un individu atteint de carie vertébrale, après l'injection d'un milligramme, tandis qu'elle a fait défaut chez un autre après l'injection de six milligrammes. Enfin, il n'y a aucun rapport entre la peptonurie et les autres symptômes de réaction.

Quelle est l'origine de cette peptonurie ? L'inconstance de ce phénomène a déjà suggéré l'idée qu'il ne s'agit peut-être pas d'une peptonurie produite par la résorption du tissu tuberculeux, mais d'une peptonurie toxique. Pour résoudre cette question, il a fallu faire des recherches sur des sujets non tuberculeux. Dans deux de ces cas on a obtenu une peptonurie évidente. Dans un cas d'ataxie locomotrice, on a pu constater pendant la période fébrile (30°) produite par l'injection d'un centigramme du liquide de Koch, des traces de peptones dans l'urine ; dans un cas d'aphasie par embolie, l'injection de vingt-cinq milligrammes a produit une fièvre intense et une peptonurie considérable. Il n'y a donc pas de doute que la peptonurie produite par le liquide de Koch ne soit une peptonurie toxique. »

Dans une des séances de la même société (celle du 5 décembre

1890, compte-rendu par M. Schnirer), M. Riehl a présenté des préparations microscopiques d'un fragment de peau tuberculeuse excisée après l'institution du traitement de Koch. Cette peau provient d'une femme de cinquante-trois ans qui a été amputée, il y a cinq ans, pour une carie du genou ; trois semaines après l'amputation, on vit apparaître sur la peau du moignon, des nodules, qui, en se réunissant, formèrent bientôt des ulcères. Actuellement, il existe une plaque serpigineuse, à bords irréguliers, parsemée de tubercules miliaires. A l'examen microscopique d'un fragment, on a trouvé des tubercules miliaires dans le tissu du derme avec des cellules géantes et épithéloïdes.

Le traitement au sublimé, à l'iodoforme et au baume du Pérou n'ayant donné aucun résultat, M. Riehl eut recours au remède de Koch. L'injection d'un milligramme n'a produit aucun effet, celle de deux milligrammes n'a donné qu'une réaction locale, consistant dans un érythème autour de l'ulcère et une légère tuméfaction de la partie malade. Une injection de six milligrammes fut suivie d'une réaction générale et locale. Malgré le frisson, la température n'a pas dépassé 39°. Deux heures après l'injection, la malade éprouva de vives douleurs au niveau du point malade, celui-ci était tuméfié et présentait les altérations qui ont déjà été décrites chez les lupiques. C'est à cette période que M. Riehl a excisé le fragment examiné au microscope.

On a constaté une multiplication énorme du nombre des cellules rondes, et surtout des leucocytes, puis de la fibrine en grande quantité.

Les tubercules étaient remplis de leucocytes et entourés d'un réseau épais de fibrine ; par endroits, les cellules géantes et épithéloïdes étaient entièrement recouvertes de leucocytes émigrés des vaisseaux.

Le premier effet du liquide de Koch consiste donc dans une inflammation aiguë prononcée surtout autour du tissu tuberculeux. Ces altérations histologiques sont en rapport avec le tableau clinique ; en effet, la partie atteinte présente une inflammation intense et une exsudation. En résumé, la méthode de Koch produit d'abord une inflammation exsudative.

Les résultats de M. Riehl concordent avec ceux de Kromeyer (de Halle).

Dans la séance du 27 novembre de la Société de Médecine de la Charité de Berlin (compte rendu de M. le docteur A. Rémond, de Metz), M. le docteur O. Israël, privat-docent d'anatomie pathologique présentait des pièces provenant d'une malade atteinte de tumeur blanche de l'articulation tibio-tarsienne droite et opérée par M. le docteur von Köhler.

Les coupes ont porté sur la paroi d'un abcès périarticulaire situé à douze ou quinze millimètres de profondeur.

La malade avait, à ce moment reçu treize injections, dont la dernière remontait à neuf jours.

La cavité de l'abcès contenait un pus assez liquide, pas très homogène, très riche en globules blancs dégénérés et en détritus caséeux. Dans ce pus nageaient des débris de tissu cellulaire très analogues à ceux que l'on rencontre dans les phlegmons. Cependant on doit dire qu'il n'existait pas trace d'une inflammation aiguë. Ce liquide était extrêmement riche en mucine (coagulation presque complète par l'acide acétique). Enfin ce pus contenait des bacilles, mais pas en très grand nombre.

On sait que Baumgarten prétend que les bacilles isolés ne provoquent pas de réaction spéciale dans les tissus ; il en faut un certain nombre pour déterminer la prolifération cellulaire. Il était intéressant de voir ce que devenait le tissu ainsi contaminé mais encore indifférent sous l'influence de la lymphe.

Les pièces ont été fixées dans la solution d'Altinaun, puis traitées par une solution saturée de sublimé, une solution d'acide chromique à 2 0/00 et enfin durcies dans l'alcool absolu. Ce dernier réactif, qui est éminemment favorable à la recherche des bacilles, a été employé seul pour quelques morceaux plus gros que les autres.

Dans ces conditions, voici ce que l'on observe :

La paroi de l'abcès se compose de trois couches : une première interne, presque entièrement soluble dans l'acide acétique, en contact direct avec le pus, d'une épaisseur d'environ un centimètre, contenant des traces de granulations chromatiques et quelques bacilles.

En dehors de cette première couche, il en existe une seconde, nettement limitée en dehors ; elle se compose de tissu nécrosé ; elle contient des bacilles, une certaine quantité de grains de chromatine, des cellules en dégénérescence graisseuse. Ces dernières forment une bordure très nette, irrégulière à la limite externe de cette deuxième couche.

Enfin, tout à fait en dehors, on trouvait du tissu de granulations riches en cellules jeunes à sa partie la plus rapprochée du tissu nécrosé. Cette couche granuleuse, épaisse de deux à trois millimètres contenait des cellules fusiformes, de la substance intercellulaire et des vaisseaux ; peu de karyokinèse, des cellules géantes, surtout aux abords de la deuxième couche, pas de bacilles. L'orateur conclut que les bacilles devaient y être très rares ; il a d'ailleurs fait des inoculations dont les résultats seront publiés ultérieurement.

M. le Docteur Israël a examiné ensuite le tissu d'une cicatrice extirpée sur le cou d'une femme qui n'avait réagi qu'au niveau d'une ancienne écrouelle, tandis qu'on lui faisait des injections pour une tuméfaction douloureuse de l'articulation tibio-tarsienne. On a fait sept injections, la dernière date du 19 novembre ; sous cette cicatrice existait un petit foyer purulent, gros comme une tête d'épingle, dont le pus ne contenait pas de bacilles. A la coupe, on trouvait, sous la peau, une infiltration abondante de globules blancs ; ils provenaient sans doute de l'inflammation provoquée par l'injection. Plus profondément, il existait des cellules fusiformes et des amas de cellules géantes ; pas un seul bacille. L'orateur les a cherchés avec une persévérance qui lui permet de dire qu'il croit pouvoir affirmer qu'il n'y en a pas. Comme conclusion, la première observation semble à M. le Docteur Israël une confirmation remarquable de l'idée exprimée par Koch. La couche intermédiaire dont nous venons de parler doit être l'ancienne paroi de l'abcès, qui s'est nécrosée sous l'influence de l'injection.

M. le Docteur A. Rémond (de Metz) ne partage pas absolument la manière de voir du Docteur Israël pour ce qui est de sa seconde observation. Il n'y a, d'après la description, que de l'inflammation chronique, et l'absence de bacilles est plutôt un fait défavorable à la théorie de la réaction locale telle qu'elle a été formulée jusqu'ici.

Pour M. le Professeur Cornil, l'examen histologique des tissus lupiques quelques heures après l'injection, fait constater la dilatation de tous les vaisseaux, l'infiltration des tissus par une quantité innombrable de leucocytes : phénomènes histologiques auquel correspond l'exsudation séreuse ou séro-purulente qui se concrète à la surface des ulcérations lupiques.

« Si l'on considère, dit l'éminent professeur dans sa leçon du 21 décembre, à l'Hôpital Laënnec, ce qui se passe au niveau des lésions tuberculeuses de la peau, on voit qu'à la suite de chaque injection la peau se congestionne avec une grande intensité sur les plaques atteintes, à leur pourtour aussi bien qu'à leur niveau, et l'on y observe un rebord comme érysipélateux.

En même temps, une sécrétion liquide, transparente, ou un peu opaque, se manifeste à leur surface, et se durcit bientôt comme un vernis plus ou moins épais, ou se concrète en croûtes superposées, noirâtres, parce qu'elles fixent les poussières de l'air ou celles qui se trouvent à la surface de la peau. Une autre injection détermine une nouvelle poussée, qui donne lieu à une sécrétion liquide, qui fait tomber les croûtes préexistantes, et qui se termine elle-même par une nouvelle couche de croûtes qui se dessèchent et ainsi de suite, à chaque action du médicament.

Le liquide séreux, visqueux, plus ou moins opaque, sécrété à chaque injection, est très riche en fibrine et en globules blancs ou cellules migratrices, qui ont passé à travers le derme et l'épiderme à la faveur de la congestion inflammatoire. Cet examen du liquide, et les données générales bien connues, de l'inflammation, devaient faire supposer qu'on se trouve là en présence d'une diapédèse très intense des globules blancs à travers les couches dermiques et épidermiques.

Nous avons essayé de vérifier sur les coupes de la peau et des croûtes au niveau des plaques de lupus et de tuberculoses cutanées la réalité de cette diapédèse.

Sur les coupes de petits fragments de la peau enlevés au n° 30 de la salle des femmes, nous avons vu, autour des vaisseaux, des glandes sudoripares, sébacées et des follicules pileux, une grande quantité de cellules rondes, ou globules blancs, qui infiltraient le tissu conjonctif périphérique de ces organes. Autour des vaisseaux, ces cellules formaient un véritable manchon épais. Ces mêmes éléments entouraient les glandes sébacées et les follicules pileux. Ils étaient aussi en grand nombre dans les papilles dermiques. Les follicules tuberculeux, constitués par des cellules géantes et épithélioïdes, présentent aussi un grand nombre de cellules rondes ou globules blancs, qui existent aussi dans le tissu conjonctif périphérique.

Ces cellules en grand nombre sont-elles le résultat de l'injection de la lymphe ?

Assurément, il y a dans ce cas, à la suite de l'injection, plus de cellules migratrices qu'en dehors du traitement de Koch. Nous en sommes certains d'après l'observation seule de la sécrétion notablement augmentée à la suite de chaque injection. La présence de cellules migratrices dans les couches amincies de l'épiderme en est aussi une preuve.

Nous avons toujours vu, en effet, sur nos coupes, des cellules qui sont placées entre les cellules épithéliales du corps muqueux et qui s'amincissent, prennent des formes variables, le plus souvent allongées, afin de s'infiltrer entre les cellules épidermiques. Les couches les plus superficielles se détachent sous la poussée des cellules migratrices et font partie alors des croûtes qui se détachent avec des cellules rondes.

Mais pour ce qui est de la quantité des cellules migratrices qui infiltrent le derme, autour des vaisseaux et des glandes, dans les papilles et dans les follicules tuberculeux, comparée à ce qui existe avant les injections de Koch, il est assez difficile de se prononcer sur la question de savoir si elle est plus grande qu'en dehors de ce traitement.

Pour bien apprécier, en effet, l'augmentation des cellules migratrices dans un morceau de la peau, après une ou plusieurs injections de Koch, il faudrait pouvoir examiner des coupes du même point de la peau avant et après l'injection. Or, cela n'est pas possible. Nous en sommes donc réduits à examiner au microscope un morceau de la peau d'un lupique avant l'injection et un autre fragment pris après l'injection. Comme des points du derme, même voisins les uns des autres, ne présentent pas les mêmes lésions, la comparaison est sujette à critique. Mais on peut cependant, en examinant un grand nombre de coupes du lupus non traité, se faire une idée générale du nombre des cellules migratrices qui s'y trouvent en l'absence de toute injection de Koch. J'ai revu au microscope une série de préparations provenant d'une quinzaine de faits de lupus de la face, les uns étudiés il y a sept ans avec M. Leloir, les autres provenant de tuberculoses cutanées, et, dans la plupart de ces préparations, j'ai constaté qu'il y avait un grand nombre de cellules rondes dans les follicules tuberculeux et autour d'eux, comme aussi dans les papilles cutanées et au pourtour des glandes.

Malgré cela, il me semble qu'il y a sur les coupes de la peau plus de cellules migratrices après l'injection de Koch ; mais l'histologie pathologique nous offre des données assurément moins démonstratives que l'observation simple de la sécrétion et de la formation des croûtes après chaque injection de Koch.

Le nombre des cellules en karyokinèse dans l'épiderme est considérable, ce qui démontre aussi l'intensité de l'inflammation.

J'ai cherché à savoir si la sécrétion liquide contenait des bacilles de la tuberculose. Nous avons fait des lamelles avec cette sécrétion qu'il est facile d'étudier. Il suffit, en effet, de soulever les croûtes et on reconnaît à leur face profonde, au niveau de la peau, une couche liquide ou semi-liquide qu'on roule et qu'on étale sur des lamelles. Nous n'avons vu que dans un fait un grand nombre de bacilles de la tuberculose, au niveau de plaques tuberculeuses de l'avant-bras chez la femme du nº 30. Chez cette malade, j'ai enlevé deux très petits fragments de la peau, au pourtour d'un point ulcéré qui donnait un peu de liquide laiteux, en ayant soin de faire durcir, en même temps que les fragments cutanés, la couche de liquide qui les recouvrait.

Sur les coupes comprenant à la fois la peau et la sécrétion séro-purulente qui la recouvre, nous avons constaté un grand nombre de bacilles de la tuberculose dans cette dernière. Ils étaient le plus souvent contenus dans les cellules rondes. Il y avait aussi quelques bacilles dans les coupes du derme ; mais la plus grande part des bacilles trouvés à la surface de la peau provenait de la petite ulcération voisine, dont la sécrétion s'était étalée sur les bords cutanés. Sur les coupes de la peau, en effet, nous n'avons pas découvert de bacilles dans la couche amincie de l'épiderme, ce qui aurait eu lieu si les bacilles de la sécrétion avaient traversé cette couche de revêtement.

L'évacuation en très grande quantité des bacilles à la surface de la peau est-elle par elle-même un bien ou un mal ? Elle nous semble être utile, car on ne peut pas logiquement supposer que la lymphe de Koch détermine l'apparition des bacilles qui n'existaient pas ; tout au plus pourrait-elle favoriser leur accroissement et nous n'avons aucune preuve pour légitimer cette hypothèse. Au contraire, nous voyons que la lymphe détermine une migration des cellules lymphatiques et avec elles des bacilles. La migration des cellules et des bacilles qui s'effectue des couches profondes, tuberculisées du derme à la surface de l'épiderme, est assurément sans danger ; l'économie s'en débarrasse en les rejetant au dehors sous l'influence de ce courant, de cette irrigation intense de la peau par la circulation sanguine.

Nous verrons bientôt par la comparaison de ce qui se passe à la peau avec le résultat des injections dans les affections laryngées et chirurgicales, que le traitement de Koch produit ses meilleurs effets, ou pour mieux dire est exempt de danger, lorsque les produits de sécrétion contenant des bacilles peuvent se frayer un chemin au dehors.

Ajoutons, pour compléter l'étude des sécrétions du lupus, que les coupes pratiquées après durcissement sur les croûtes épaisses, montrent une stratification de cellules épidermiques et de globules lymphatiques atrophiés, déformés, au milieu de la substance fibrineuse concrète. Sur les coupes colorées de façon à voir les microbes, avec le procédé de Gram-Weigert par exemple, on y trouve une quantité considérable de bactéries de l'air et des streptocoques.

Pour résumer ce qui a trait au lupus, il est manifeste que la congestion est suivie d'une migration considérable de globules blancs qui sont évacués à la surface de la peau dans une abondante sécrétion liquide qui se concrète sous forme de croûtes à la surface de la peau altérée. Cette sécrétion liquide et ces croûtes renfermaient, dans une observation spécialement étudiée à ce point de vue, de nombreux bacilles de la tuberculose. Cette évacuation au dehors des bacilles ne peut qu'être avantageuse aux malades. (*Bulletin médical*, nᵒ du 24 décembre 1890.)

M. le Professeur Virchow, dans la séance du 17 décembre 1890 de la Société de médecine berlinoise, a présenté des photographies de bacilles provenant des malades traités par la méthode de

Koch. La morphologie de ces bacilles n'est nullement modifiée; le liquide de Koch n'a donc aucune action sur le bacille.

En France, M. le Docteur Ferrand, dans sa communication à la Société médicale des Hôpitaux, le 5 décembre 1890, semble être l'interprète de l'opinion générale en disant: « Des faits que j'ai observés, en particulier, dans le service de M. Senator, je crois que l'action de la lymphe de Koch peut se résumer en ces termes: C'est un agent pyrétogène quant à ses effets généraux, et quant à ses effets locaux, c'est un agent qui congestionne les systèmes capillaires et porte son action d'une façon toute spéciale sur les tissus occupés par le virus tuberculeux.

Si l'on rapproche les uns des autres les différents caractères de la perturbation physiologique déterminée par l'inoculation de la lymphe de Koch, on voit que ses effets sont partout comparables à ceux qui résultent de l'action d'un poison musculaire. La courbature généralisée, les douleurs ressenties par les malades dans les muscles des membres, le collapsus cardiaque, les dilatations capillaires, tous ces caractères dénotent assez que la fibre musculaire vaso-motrice est atteinte par le poison, partout où elle se trouve.

Les accidents nerveux produits par la même substance chez un certain nombre de sujets, savoir un peu de délire, fugace d'abord, puis surtout un coma plus ou moins profond, ont fait penser à plusieurs observateurs qu'on avait affaire à un poison du système nerveux et probablement d'action bulbaire. Pour moi, il me semble que l'intégrité relative des fonctions respiratoires doit faire écarter cette interprétation, et les accidents encéphaliques me paraissent explicables par les troubles paralytiques éprouvés par les capillaires cérébraux.

Je pense que les choses se passent comme si la substance en question provoquait une sorte de paralysie de la fibre musculaire vaso-motrice, sorte de congestion parétique intéressant plus ou moins gravement le cœur lui-même et touchant aussi quelque peu la musculature périphérique. »

Le professeur Billroth, de son côté, fait remarquer, dit M. le Docteur Schnirer, qu'on ne comprend pas bien sur quels tissus le liquide de Koch exerce son action. On dit généralement qu'il agit sur le tissu tuberculeux? Mais, qu'est-ce que le tissu tuberculeux? D'après les recherches modernes, le tissu tuberculeux est formé par des grandes cellules épithéloïdes plates, qui dérivent des corpuscules fixes du tissu conjonctif. Ces cellules s'accumulent d'abord dans les espaces interstitiels et forment les cellules géantes. M. Billroth regarde le tissu tuberculeux comme un tissu intermédiaire entre les cellules animales et les cellules végétales, produit par la multiplication des cellules sous l'influence des bacilles. Les tubercules ne subissent pas seulement la dégénérescence caséeuse; ils peuvent se transformer directement en tissu fibreux. Il y a, en effet, des tubercules fibreux produit des cellules épithéloïdes primitives qui subissent la transformation cornée. On rencontre surtout cette métamorphose dans les ganglions. Une fois le tubercule fibreux formé, il survient à sa périphérie une énorme prolifération, analogue à la formation de la membrane caduque autour de l'ovule. En général, le tubercule primitif se dissocie et le tissu lymphoïde qui l'entoure est de nouveau infecté par des bacilles.

Il s'agit donc de savoir sur quoi agit le liquide de Koch : sur le tubercule primitif ou sur le tissu qui l'entoure ?

On le voit, la question de savoir comment agit et sur quoi agit la lymphe de Koch n'est pas encore résolue; notons, toutefois, avant de terminer ce chapitre forcément incomplet, un passage d'une note de M. le docteur Netter, professeur agrégé à la Faculté de médecine de Paris, adressée à M. le docteur Proust, l'éminent hygiéniste, et que celui-ci a communiquée au Comité consultatif d'hygiène publique de France, dans sa séance du 1er décembre :

« Koch ne pensait pas au début que son remède agit directement sur le bacille tuberculeux. Il est aujourd'hui moins affirmatif, et, comme d'autres auteurs, il a vu des bacilles qui lui paraissaient altérés. »

CHAPITRE V

—

Résultats obtenus par l'emploi de la lymphe de Koch.

D'après le savant allemand, son liquide jouirait de deux qualités bien distinctes : la première d'être un agent de diagnostic fidèle dans les cas de tuberculose douteuse, la seconde, supérieure encore à la première, d'être un agent curatif remarquable.

Voyons la part qu'il faut faire à ces assertions.

Valeur diagnostique.

« Je crois pouvoir dire, dit Koch, qu'à l'avenir, mes injections seront un moyen précieux de diagnostic. Une tuberculose douteuse de la peau sera facilement reconnue comme processus de la tuberculose vraie. »

Pour que cette règle soit exacte dans toute sa plénitude, il faudrait que la réaction existât d'une manière fatale dans tous les cas de tuberculose et qu'elle n'existât que dans les cas de tuberculose. En est-il toujours ainsi ? Les avis sur ce point sont partagés, et les expérimentateurs se divisent à ce sujet en deux camps bien tranchés.

Pour les premiers, le liquide de Koch produirait la réaction spécifique dans tous les cas de tuberculose : tels sont MM. Lewin, de Berlin, Kahler (1), de Vienne, Salomonsen, de Copenhague, Kaposi, de Vienne, Haslund de Copenhague, Schroetter de Vienne, Lister, de Londres, Ladner, de Berlin, Max Schede, de Hambourg, etc. D'autres ont vu des cas de tuberculose avérée dans lesquels la réaction a fait absolument défaut (voir la note ci-dessous). M. le docteur Debove, médecin des hôpitaux de Paris, déclarait à la Société médicale des Hôpitaux, que M. le docteur Rémond, de Metz, connaissait plus de quatorze cas de tuberculose dans lesquels la réaction a été absolument nulle.

Il paraîtrait aussi qu'à Copenhague, à l'hôpital de la Reine Louise

(1) M. Kahler a vu depuis la réaction manquer dans deux cas de tuberculose.

pour les enfants malades, un certain nombre d'enfants tuberculeux n'auraient pas présenté de réaction à la suite d'injections de liquide de Koch.

Enfin, un malade, considéré par les médecins de l'infirmerie royale de Glascow, comme atteint de lupus verruqueux des jambes, n'aurait présenté aucune espèce de réaction, pas plus locale que générale.

Quant à la seconde question de savoir si la lymphe n'agit que chez les sujets porteurs d'une tuberculose quelconque, un grand nombre de cas semblent la résoudre par la négative.

Le professeur Neumann a observé la réaction dans un cas de gomme syphilitique, mais cette réaction n'a pas atteint une intensité aussi grande que chez les lupiques.

Un lépreux, présenté à la Société de médecine Berlinoise (séance du 26 novembre), par le docteur Max Joseph, a eu une réaction locale.

Le professeur Kaposi a constaté aussi dans un cas de syphilis une réaction générale très prononcée avec une élévation de température montant à 39° ; il en a été de même dans un cas de sarcome et dans un cas de lèpre.

Des malades atteints de scarlatine ont également reagi. Enfin, à Paris même, dans le service de M. Vidal, à l'Hôpital Saint-Louis, notre distingué confrère et ami M. le Dr Baratoux a constaté qu'un éphithélioma greffé sur un lupus de la joue prenait part à la réaction locale (1). Que se passe-t-il maintenant dans les cas d'injections chez des malades atteints de lupus érythémateux ? Point capital qui permettrait de résoudre dans un sens ou dans l'autre l'origine tuberculeuse ou non tuberculeuse de cette affection. Ici encore les expérimentations ont donné des résultats divers.

M. le Professeur Kaposi, après une injection, dans un cas de lupus érythémateux, a constaté une température de 40°7 et le sujet (une femme) injecté le samedi ne commença à se rétablir que le mardi. La réaction locale avait été très prononcée. L'injection avait été faite à la dose de quatre milligrammes.

A Londres, chez un homme de trente et un ans, atteint de lupus érythémateux, l'injection d'un centigramme n'a produit aucune réaction.

Le Docteur Lewin (2), de Berlin, a vu un cas de lupus érythéma-

(1) Il est bon de rappeler toutefois que la transformation épithéliomateuse de plaques lupiques (néoplasmes hybrides), a été signalée par Verneuil au Congrès de Londres en 1881. Lang et Kaposi avaient fait la même remarque.

(2) Ce cas, d'après M. le Docteur Thibierge (*Annales de Dermatologie et de Syphiligraphie*, loc. cit.), aurait été considéré par plusieurs dermatologistes (Kaposi) comme un cas de lupus tuberculeux.

teux amélioré après une réaction générale et locale caractéristiques.
(Séance du 4 décembre de la Société de dermatologie de Berlin.)

M. Neisser, de Breslau, a fait dans trois cas de lupus érythémateux plusieurs injections sans obtenir aucune réaction ni locale ni générale.

M. le Docteur Thibierge a vu à la Policlinique du professeur Schweninger un cas analogue ; deux faits semblables lui ont été cités par le Docteur Behrend.

Pour M. Lassar, dans les cas de lupus érythémateux, la réaction ne se produit pas, ou bien, si elle se produit, elle est autre que dans le lupus vulgaire.

M. Arning, de Hambourg, disait à la Société de médecine de Hambourg (séance du 2 décembre 1890) qu'il avait soumis aux injections de Koch deux malades atteints de lupus érythémateux. Toutes les deux ont présenté la réaction caractéristique après l'injection de doses minimes (deux milligrammes) , la première a été prise de frisson, de fièvre très élevée qui a duré quarante-huit heures, d'albuminurie ; chez la seconde, chaque injection était suivie d'érythème, de maux de tête, d'irritation du larynx, d'abattement général, mais il n'y avait pas de fièvre. Mais une réaction locale a manqué.

La première malade a présenté quelques particularités qui méritent d'être relevées. Actuellement âgée de vingt-sept ans, elle a eu une angine à l'âge de cinq ans et une adénite suppurée spontanée des ganglions du cou. Le lupus érythémateux a paru chez elle il y a quatre ans, au niveau de l'angle interne de l'œil gauche; il y a deux ans, nouvelle poussée au niveau de la tête, des épaules et de la poitrine. Sous l'influence de cette poussée, les ganglions du cou se tuméfièrent. L'injection n'a provoqué de gonflement ni au niveau des cicatrices anciennes, ni au niveau des ganglions du cou. Seul un ganglion sus-claviculaire passé jusqu'alors inaperçu acquit le volume d'une noix et resta douloureux pendant trois jours. On peut donc admettre que le ganglion sus-claviculaire contenait encore des germes tuberculeux.

En France M. le Professeur Cornil faisait remarquer, dans sa clinique du 14 décembre à l'Hôpital Laënnec, que deux malades atteints de lupus érythémateux ont présenté des réactions différentes à la suite de l'injection. Chez l'un deux il y a eu une réaction locale et une réaction générale ; chez l'autre la réaction générale a été extrêmement intense, tandis que la réaction locale a été absolument nulle.

Enfin, à l'Hôpital Saint-Louis, nous avons eu l'occasion de constater chez un malade atteint de lupus érythémateux, diagnostiqué tel par tous les dermatologistes qui l'ont vu, une réaction locale et une réaction générale (39°8, vomissements, etc.), après l'injection d'un milligramme du liquide de Koch. Mais ce malade était manifestement tuberculeux. On le voit, l'état de la question est jusqu'ici absolument stationnaire.

Valeur curative.

« Le médicament, dit Koch, est plus important comme remède, comme agent curatif, que comme moyen de diagnostic.

Le tissu lupeux, après la diminution de la tuméfaction et de la rougeur, ne revient pas à son aspect primitif ; il est, en effet, plus ou moins détruit et disparaît. Quelquefois, immédiatement après une seule injection, le tissu morbide se mortifie et s'élimine comme un tissu mort ; ailleurs survient une sorte de résorption et d'atrophie du tissu, et alors, pour que ce processus puisse aboutir à la guérison, plusieurs injections sont nécessaires.

Chez deux malades atteints de lupus tuberculeux de la face, les régions lupeuses se sont couvertes de cicatrices lisses après trois ou quatre injections ; l'état des autres malades s'est amélioré de la même manière au fur et à mesure de la durée du traitement.

Ils étaient tous atteints de lupus depuis plusieurs années et l'affection n'avait pas cédé aux nombreuses méthodes de traitement auxquelles ils avaient déjà été soumis. »

Cet idéal si beau, décrit par Koch, ne se produit malheureusement pas toujours. La lymphe seule, il le dit lui-même, ne peut guérir, elle n'agit que sur le tissu tuberculeux et non sur le bacille.

« Il se peut, dit-il, qu'il y ait encore dans les tissus mortifiés par le remède, des bacilles des tubercules vivants qui sont ou bien expulsés avec le tissu nécrosé ou bien réintégrés dans certaines conditions dans les tissus voisins.

Cette qualité du remède est importante à retenir pour en retirer tous les effets curatifs possibles. Quand le tissu tuberculeux vivant est nécrosé, il faut tâcher de l'éliminer le plus rapidement possible même par des moyens chirurgicaux.

Dans le cas où l'extirpation n'est pas possible, où l'on est obligé d'attendre l'élimination spontanée, on doit renouveler les injections pour garantir les tissus vivants contre la réintégration des bacilles.

Dès qu'un tuberculeux, après l'injection de doses progressivement croissantes ne réagit pas plus qu'un individu sain, on peut conclure que tout tissu tuberculeux capable de réaction a cessé de vivre. »

Hélas non ! des faits précis sont déjà venus donner quelques démentis à cette assertion. Dans un mémoire communiqué par M. le Docteur E. Ehlers à la *Semaine Médicale*, M. le Professeur Haslund dit qu'à son avis l'absence de réaction ne doit pas être tenue pour un signe de guérison complète ; pour cela, il faut une observation plus minutieuse et plus longue et le professeur de Copenhague s'exprime en ces termes :

« L'absence de réaction après un certain nombre d'injections n'indique pas la guérison...

En effet, dans beaucoup de cas où des injections avaient été faites sans réaction consécutive, on a vu des nodules récents de lupus aussi bien dans les cicatrices que dans les tissus avoisinants. Il ne faut pas oublier que, pour découvrir ces nodules, il faut un œil exercé et l'on peut reprocher à ceux qui ont organisé ces expériences d'avoir négligé de les confier à des spécialistes compétents pour les différentes formes de la tuberculose.........................

On aurait pu éviter ainsi de poser des conclusions prématurées et de présenter comme guéris des cas de lupus qui ne l'étaient point encore.

Il ne faut pas oublier, ajoute le savant dermatologiste, que le nodule primitif du lupus, qui se développe toujours à la base des papilles ou sous les couches papillaires du derme, n'est pas palpable à la surface de la peau et que la cicatrisation d'un lupus ulcéré n'indique point sa guérison. Ce sont là des erreurs que j'ai vu commettre bien souvent dans les cliniques de Berlin, surtout au début. La cicatrisation d'un lupus ulcéré est actuellement chose facile, on peut l'obtenir avec différents remèdes externes ; mais ce que les dermatoogistes considèrent comme difficile, c'est la destruction des nodules sous-cutanés, qui se trouvent parfois à une assez grande profondeur...

Je n'ai pas vu un seul cas de lupus que je considérerais, moi, comme guéri, bien que quelques-uns de ces cas m'aient été présentés comme tels. »

M. le Docteur Thibierge, de Paris, dit (séance de la Société médicale des Hôpitaux, 5 décembre 1890) : « Il arrive un jour où les nodules ne sont plus influencés et où le traitement n'a plus aucune action. Un malade a reçu une injection de huit centigrammes de lymphe sans présenter de réaction générale et sans que les nodules lupiques aient présenté la moindre modification. »

Le *Mercredi médical* (n° du 24 décembre) rapporte qu'un lupique présenté à la Société clinique de Londres (dans la séance du 12 décembre), par MM. J.-J. Pringle et Malcolm Morris, soigné à Berlin, a reçu quatorze injections en seize jours ; les quatre premières injections ont été d'un centigramme, puis on est arrivé graduellement à la dose de dix centigrammes qui ne produit plus aucune réaction.

M. Debove va plus loin dans cette voie et disait à la Société médicalo des Hôpitaux de Paris (séance du 5 décembre 1890) que la tolérance des malades considérée comme signe de guérison ne prouvait qu'une chose, c'est que l'accoutumance pouvait s'établir rapidement.

Cette absence de réaction donnée par Koch lui-même comme pierre de touche de l'efficacité curative du traitement n'est donc pas admise par tous les auteurs.

Voyons s'il en est de même quant à la guérison elle-même.

Quelques enthousiastes la considèrent comme acquise, tels sir Lister, de Londres, MM. Schweninger, et Buzzi, d'Allemagne, M. Schnitzler, de Vienne, qui disait :

« M. Cornet m'a montré un lupus traité par les injections de Koch et je dois avouer que si l'on ne m'avait pas dit qu'il s'agissait d'un lupus, je ne l'aurais pas reconnu, tant il s'était modifié à la suite de l'injection ….. Les tuberculoses cutanées sont curables. »

« Dans quelques-uns des cas, dit le Docteur Max. Salomon (lettre au journal : *La médecine moderne*, n° du 27 novembre 1890), on a déjà pu observer le développement du duvet sur la peau régénérée après l'emploi du produit de Koch, preuve manifeste qu'en ces points la peau est redevenue absolument normale. »

Notre honoré confrère nous semble avoir commis là une erreur analogue à celle que commettait ce chirurgien allemand dont parle M. Haslund présentant un malade avec un lupus étendu du visage traité longtemps par les injections de Koch et faisant remarquer que l'on trouvait à la périphérie des parties malades, de la peau présentant un aspect tout à fait normal avec des orifices de follicules sébacés et pileux qu'il indiquait comme du lupus guéri. Or tous les dermatologistes de profession savent et le déplorent assez d'ailleurs qu'aucun lupus ne peut guérir sans altération de la texture de la peau et sans formation de tissu cicatriciel.

Il est intéressant de mettre en regard de cet emballement la communication faite à l'Académie de Médecine de Bruxelles, dans la séance du 27 décembre (compte rendu de M. le Docteur Gaston du Pré), par M. le Docteur Crocq, qui disait : « Je nie absolument que la lymphe de Koch soit un moyen de diagnostic pour les lésions tuberculeuses : j'ai fait des injections chez un tuberculeux et dans un cas de pleurésie aiguë sans traces de caractère tuberculeux : dans les deux cas, j'ai obtenu une réaction intense ; j'ai vu n'obtenir aucune réaction dans des cas de tuberculose évidente, et, réciproquement, des sujets malades de diverses affections présenter une réaction très forte. D'autre part, je n'ai observé aucune action curative et je n'ai vu survenir que des aggravations à la suite des injections. La lymphe de Koch est simplement un agent pyrétogène ; d'autres auteurs nous ont fait connaître depuis longtemps des agents de cette espèce ; cet agent pyrétogène de Koch a-t-il une action spécifique sur la tuberculose ? Je la dénie d'une manière complète. La lymphe produit un mouvement fébrile, irrégulier dans sa durée, amenant une effervescence de l'organisme, des congestions diverses du côté de la peau et des organes internes sans aucun rapport avec une lésion tuberculeuse, congestion se produisant plus facilement dans les organes malades, atteints primitivement d'une lésion inflammatoire quelconque, et constituant la *pars minoris resistentiæ* de chaque organisme ; si le sujet est atteint de tuberculose cutanée ou pulmonaire, la poussée inflammatoire se produira dans les organes atteints, peau ou bien poumons. »

Cette action phlogogène peut-elle être utile? Oui, dans certains cas. Il y a beau temps que Trousseau nous a enseigné ce que c'est que l'inflammation substitutive, à laquelle on recourt, par exemple, chaque fois qu'on modifie un ulcère chronique au moyen du nitrate d'argent ; pour moi, la lymphe est un agent de cette médication substitutive, et rien que cela; mais, si quelquefois les phénomènes réactionels substitutifs peuvent être favorables, il peut se faire aussi que l'inflammation nouvelle s'ajoute à celle qui existe primitivement, de manière à tuer le malade ; or, c'est précisément le cas lorsque ce fait se produit dans des organes splanchniques importants, tels que le larynx et les poumons.

En affirmant que la lymphe a une vertu diagnostique d'une part, curative pour les lésions tuberculeuses au début d'autre part, Koch a émis deux assertions graves ; pour pouvoir les émettre, il devait se baser sur des expériences nombreuses, et non pas seulement sur une série, mais sur plusieurs séries d'expériences concluantes, donnant abondamment la preuve et la contre-épreuve de ce qu'il avançait. Où sont ces séries nombreuses d'expériences probantes ? Sont-ce celles que Koch a faites sur les animaux? En sommes-nous encore à croire qu'on peut conclure de l'animal à l'homme? Koch a posé de simples affirmations, gratuites, sans aucune épreuve à l'appui. »

Ces appréciations sont sévères, aussi sévères que celles de M. Sahli, de Berne ; mais on trouve une note plus juste chez ceux qui envisagent les faits de sang-froid et font le bilan des résultats véritablement acquis.

Ces résultats existent, mais ne paraissent pas être tout à fait tels que Koch l'indiquait. Le point sur lequel tout le monde semble à peu près d'accord, est celui-ci: La lymphe de Koch injectée chez les malades atteints de lupus amène une modification des lésions locales, une amélioration de l'affection, une tendance, un acheminement vers al guérison.

Certains cas de lupus, dit M. le Docteur Thibierge (*loc. cit.*), avec nfiltration hypertrophique et œdémateuse, offrent, après les injections, une amélioration considérable et la peau reprend une consistance voisine de la normale.

M. le Professeur Salomonson, de Copenhague, dit que dans le lupus le remède produit une amélioration.

C'est aussi l'avis de la commission de Vienne, qui estime que la méthode de Koch produit une modification des tissus tuberculeux qui peut être considérée comme le commencement d'une guérison.

Pour M. le professeur Baccelli, de Rome (communication orale faite à M. le docteur A. Magnal, Privat-docent à la Faculté de Médecine de Rome) : « Chez les lupiques, l'action a été incontestablement favorable et les résultats progressivement bons. »

Dans sa conférence, recueillie par le Dr Jules Félix, de Bruxelles, M. le professeur Verriest, professeur de Clinique interne à l'Université de Louvain, décrivait ainsi le résultat de ses observations :

« Après deux ou trois injections faites à l'intervalle de deux, trois ou quatre jours, suivant l'importance de la réaction, on voit au bout de quinze jours, tous les symptômes s'amender : les croûtes tombent, les noyaux tuberculeux diminuent ou disparaissent, l'épiderme se reproduit à l'état sain, tout fait espérer la guérison. »

A la Société médicale des Hôpitaux de Paris (séance du 5 décembre 1890), M. le docteur Cuffer disait :

« En résumé, sous l'influence des inoculations, un travail congestif se fait évidemment dans les parties malades. Peut-il être le point de départ de modifications favorables ? C'est possible, mais on n'a pu encore citer un seul fait démonstratif. »

Voilà évidemment la vérité, d'après tous les observateurs impartiaux : amélioration oui, guérison pas encore.

« Chez tous les malades atteints de lupus que j'ai pu observer à Berlin, dit M. le Docteur Thibierge (Société médicale des Hôpitaux, *loc. cit.*), même chez ceux qui avaient été inoculés dès le début des expériences et à une époque remontant à près de deux mois, j'ai rencontré à un examen objectif minutieux des lésions présentant tous les caractères cliniques des nodules du lupus vulgaire......

On ne saurait considérer comme guéris des malades, dont la surface cutanée offre des éléments de ce genre.

En présence de ces faits, je me crois pleinement autorisé à déclarer que par les injections du liquide de Koch, il n'existe pas encore un seul cas de guérison, *même apparente*, de lupus. »

Aucun cas de guérison réelle et franche ne s'est produit, dit M. le professeur Verriest ; les expériences sont absolument trop récentes et pour les tuberculoses,..... même cutanées on, n'est point encore en présence de faits qui permettent de conclure affirmativement.

La commission de Vienne déclare, elle aussi, que chez les lupiques traités depuis quatre ou six semaines, elle n'a pas constaté un seul cas de guérison complète.

M. le professeur Salomonsen estime, en ce qui concerne les effets curatifs de la lymphe, qu'il faut attendre encore avant de se prononcer d'une manière définitive. Toutefois, il croit qu'avec la lymphe, on pourra tôt ou tard se rendre maître du processus tuberculeux.

C'est aussi l'avis du professeur Kaposi, qui croit qu'en renouvelant souvent les injections, on pourra obtenir une guérison complète du lupus en cinq à six mois.

Cette guérison du lupus n'est donc pas dès maintenant un fait accompli, ce n'est qu'une espérance, et même, suivant l'idée exprimée par M. le docteur Thibierge, peut-être, cette guérison ne s'obtiendra-t-elle que grâce à quelques modifications dans la composition du liquide de Koch. Et quand cette guérison semblera obtenue, tout sera-t-il fini? Non. Les esprits sages adopteront l'avis de M. le professeur Verriest: « Quand la guérison définitive sera obtenue, dit-il, il faudra, avant de crier miracle! attendre encore un temps plus ou moins éloigné, afin d'être certain que la récidive si fréquente après les divers traitements usités aujourd'hui ne se produira pas. Donc la guérison même pour les tuberculoses cutanées appartient à l'avenir. »

Notre modeste opinion concorde absolument avec celle des maîtres éminents cités plus haut et les faits qu'il nous a été donné d'observer dans les salles de l'hôpital Saint-Louis n'ont pas, jusqu'à présent du moins, été tels qu'ils puissent, à notre avis, faire espérer prochainement l'obtention d'une guérison réelle du lupus, par le seul emploi de la lymphe de Koch.

Que devient, en effet, le tissu tuberculeux après les injections. Voici, d'après la communication faite à la Société, la Clinique française, par notre distingué collègue M. le docteur Bernheim les trois théories admissibles pour M. Von Köhler et proposées par lui le 20 novembre à la Société des médecins de la Charité de Berlin.

1° Le tissu tuberculeux mortifié est résorbé:

a) Avec les bacilles vivants qui seraient un danger pour l'organisme.

b) Sans les bacilles. Ces derniers resteraient dans l'organe, et à un moment donné, leur réveil pourrait causer de nouveaux troubles.

2° Le tissu tuberculeux mortifié n'est pas résorbé, mais il est enkysté, et les bacilles sont placés au milieu d'un tissu nécrosé. Aucun danger aussi longtemps que le kyste reste bien clos. Mais, au moindre choc, cette loge peut se rompre, et alors tous les accidents peuvent recommencer.

3° Enfin, on peut admettre aussi que les bacilles placés dans un tissu mortifié, finissent par succomber eux-mêmes. La mort de ces bacilles serait la guérison. »

Pour nous, la guérison ne peut être obtenue que par l'enlèvement du tissu tuberculeux dans lequel siège le bacille irrité par le liquide de Koch. C'est d'ailleurs absolument l'avis de Koch lui-même quand il dit dans sa communication :

« Le tissu tuberculeux étant nécrosé, il faut tâcher de l'éliminer avec la plus grande rapidité, même par les moyens chirurgicaux. »

Ce qui, en bon français, veut dire : La lymphe nécrose le nodule tuberculeux du lupus qu'il faut ensuite enlever avec le raclage, le curettage, l'électrolyse, etc.

CHAPITRE VI

Indications et contre-indications à l'emploi de la lymphe
de Koch.

Ce chapitre est forcément court.

L'indication de l'emploi de son remède est posée par Koch lui-même.

« La plus importante de ses qualités est l'action spécifique de ce remède, sur les processus tuberculeux, de quelque genre qu'ils soient. »

« Pour les cas de tuberculose localisée, dit M. le Professeur Verriest, le remède n'offre aucun danger.

« Administré à petites doses et avec les précautions antiseptiques prescrites, tout médecin pourra l'appliquer aisément. »

C'est aussi l'opinion de M. le Professeur Senator.

Il existe cependant des contre-indications encore mal déterminées aujourd'hui dans leur ensemble, mais qui dans certains cas, s'opposent absolument à l'emploi de la lymphe de Koch.

Sans parler, après M. le Professeur Salomonsen, des inconvénients (minimes) résultant des exanthèmes et de la douleur qui suivent l'injection, il y a lieu, même chez les lupiques, de procéder à un examen méticuleux de l'état général du malade, avant d'appliquer sur lui la méthode nouvelle. En effet, comme l'ont fait remarquer MM. le Docteur Thibierge, de Paris, et Héron, de Londres, s'il y a des lésions tuberculeuses dans les poumons, ce qui, d'après M. le Professeur Cornil, existe chez beaucoup de lupeux qui paraissent indemnes, elles pourraient être une contre-indication sérieuse et, dans tous les cas, si l'on se décidait à recourir à l'emploi du liquide de Koch, il faudrait le faire avec prudence et commencer par de très petites doses, en ayant toujours présent à la mémoire le mot de M. le Professeur Grasset, de Montpellier :

« Le remède de Koch est un modificateur puissant, mais dangereux. »

CHAPITRE VII

—

Conclusions

En résumé, et pour tirer des conclusions fermes des documents précédents, que faut-il penser du système, du procédé de Koch ? La réponse est facile ou difficile à faire suivant les points de vue divers auxquels on veut bien se placer. La question, en effet, n'est pas simple ! elle est multiple. La lymphe de Koch est un modificateur énergique des tissus tuberculeux, cela n'est pas douteux ; mais les modifications qu'elle imprime à ces tissus sont-elles toujours de même ordre et surtout curatives ? Voilà ce qui n'est pas encore démontré d'une façon absolue; tant s'en faut ! pourrait-on même ajouter.

Il y a donc lieu d'envisager séparément les affirmations du professeur de Berlin et d'examiner si la réalité clinique répond et répond toujours aux lois posées par le Maître. Il y a lieu surtout pour le clinicien d'analyser cliniquement pour ainsi dire le remède de Koch, de peser ses qualités comme ses défauts, d'envisager les effets observés comme les résultats atteints.

Quel sera alors le bilan obtenu ?

Ce sera d'abord d'avoir entre les mains un moyen précieux, si l'on veut, mais non infaillible de diagnostic.

Ce sera ensuite de pouvoir obtenir, plus rapidement peut-être que jusqu'ici, une amélioration constante dans le lupus tuberculeux. Et c'est tout.

Voilà seulement, nous semble t-il, ce que l'on peut considérer aujourd'hui comme acquis. L'avenir étendra sans doute, en le faisant mieux connaître, la puissance du remède de Koch ; mais, pour cela, il faut multiplier prudemment les observations, il faut instituer de patientes et nouvelles recherches, entreprises avec tout le calme nécessaire.

Il y a donc lieu d'espérer que les travaux auxquels se livrent en ce moment, avec une réserve et une sagacité dont on ne saurait trop les louer, nos maîtres de l'hôpital Saint-Louis, seront fructueux et que des voix plus autorisées que la nôtre feront bientôt connaître au monde médical les nouveaux résultats obtenus dans le traitement du lupus tuberculeux d'après la méthode du professeur R. Koch.

CHAPITRE VIII

—

Documents supplémentaires.

Il nous a paru intéressant, à titre documentaire, de choisir parmi toutes les observations que nous avions pu recueillir sur le traitement du lupus d'après la méthode de Koch, celles qui à des points de vue plus ou moins différents, offraient des caractères typiques ou contenaient quelque élément nouveau.

Telles sont les suivantes :

Observation I de MM. les Docteurs von Köhler et Wetsphal (*Médecine Moderne*, 27 novembre 189 .)—Le nommé Theiss, âgé de 28 ans, qui se trouvait depuis le 22 novembre 1889 dans un service de chirurgie de la Charité pour un lupus du nez, de la lèvre supérieure, du menton et des joues, fut atteint, il y a six ans, d'une éruption papuleuse et pustuleuse de la lèvre supérieure qui avait été notablement améliorée par un traitement médical. Au bout de 6 mois, l'éruption réapparut au même endroit, ainsi qu'au nez et à la joue. Malgré un traitement de plusieurs mois chaque année, le processus s'étendait de plus en plus sur le nez. — A son entrée, tout le nez, à l'exception de sa racine, ainsi que la lèvre supérieure, présentaient une dégénérescence lupique ; les ailes du nez étaient en partie détruites ; sur les deux joues et sous le menton se trouvaient des taches lupiques de la grandeur d'une pièce de 50 centimes. Le 18 novembre 1889, ainsi qu'aux 18 avril, 17 juin, 9 juillet et 18 août de cette année, les papules et places ulcérées furent cautérisées et traitées ensuite avec du baume du Pérou.

Au 10 octobre 1890, le nez, jusqu'à sa racine, et un espace de 1 centimètre de chaque côté ainsi que la lèvre supérieure, présentaient une coloration rouge brunâtre et étaient recouverts de papules et de petits ulcères. Par suite du processus d'ulcération, 5 centimètres environ des bords des ailes du nez étaient détruits, et l'ulcération s'étendait dans le nez et jusqu'à la cloison. Tout près de l'angle gauche de la bouche se trouvait une tache rouge de la grandeur d'une pièce de 50 centimes, recouverte de papules et à 4 centimètres de l'angle droit de la bouche, ainsi qu'à la mâchoire inférieure, tache de la même grosseur.

Le 10 octobre au matin, 10 heures trois quarts, on pratiqua une injection de 0cc,1 de la solution du remède à 1 pour 100 dans le dos et on introduisit dans les narines des tubes en caoutchouc pour éviter leur gonflement pendant la période de réaction.

A une heure, sentiment de chaleur, de brûlure et de tuméfaction à la face ; immédiatement après, frisson, coloration rouge et léger gonflement du nez. A 4 heures et demie de l'après-midi, toute la face avait rougi. Le nez et les autres parties malades étaient fortement tuméfiés d'une couleur rouge sombre. La moitié inférieure du nez, la partie moyenne de la lèvre supérieure, les taches sur les joues et sous le menton se couvrirent d'un exsudat jaunâtre qui se transforma en partie en une croûte.

Le cou et le tronc présentaient un exanthème scarlatiniforme. Le malade se plaint de douleurs de tête et de faiblesse ; perte d'appétit, langue chargée. Le pouls bat 120 à la minute ; il est plein et assez fortement tendu. Le 13 octobre, la face était encore aussi rouge et tuméfiée et la croûte s'était étendue. Les douleurs de tête et l'inappétence étaient moindres. Langue encore chargée, pouls 90 moyennement tendu. L'exanthème existe encore. La température oscille le jour entre 38 et 38°9. 14 octobre : l'aspect de la face est le même qu'hier. L'exsudat, en grande partie, desséché. La température oscille entre 36°6 et 37°7. 15 octobre : la rougeur de la face diminue. L'exsudat est partout transformé en une croûte adhérente. Sur le dos du nez, à la limite supérieure de la croûte, la peau paraît un peu tendue et présente de petits plis parallèles. Température la plus élevée 37°2. 17 octobre : la rougeur du visage se limite au nez et à son pourtour, à la lèvre supérieure, aux taches des joues et du menton ; elle est à peu près aussi forte qu'avant l'injection. Les taches de la joue droite ont perdu leurs croûtes et paraissent lisses ; celles-ci s'effritent en quelques points, au nez et à la lèvre supérieure.

Pas de suppuration notable. 18 et 19 octobre pas de changement. État général excellent. 20 octobre : les croûtes de la surface du nez et de la joue droite se laissent facilement arracher.

Le dos et la pointe du nez paraissent unis et recouverts d'une cicatrice jaune. A la partie supérieure des deux ailes du nez ainsi qu'à leurs bords, granulations pâles. 21 octobre : la cicatrisation sur le nez a fait des progrès. On enlève les croûtes de la lèvre supérieure. Celle-ci est en grande partie unie et recouverte d'une fine cicatrice. 21 et 22 octobre, pas de changement. 24 octobre : lèvre complètement cicatrisée, le nez et les taches recouverts de petites squames blanches. 27 octobre : les bords des ailes du nez et des narines sont encore recouverts de croûtes épaisses. La surface du nez se desquame encore, mais n'est plus complètement unie; il s'est formé de nombreuses élevures rouges de la grosseur d'une tête d'épingle, qui portent à leur centre une vésicule jaune. 29 octobre: les plaies des narines sont en partie cicatrisées. 2 novembre: les parties granuleuses de la partie gauche du nez sont presque guéries. 5 novembre: le nez a en totalité une couleur rouge clair et est entouré, sur les côtés, d'un rebord rouge-clair de un centimètre qui se perd dans la peau normale des joues. Sur le dos du nez, des proéminences assez nombreuses alternent avec des places cicatrisées qui se trouvent dans leur intervalle. Les taches des joues et du menton sont pâles, unies et desquament légèrement.

Le 7 novembre, à 1 heure, injection de 1 centimètre cube d'une solution à 1 % dans le dos. A 4 heures et demie chair de poule sur tout le corps, frisson assez fort. Nez plus rouge qu'avant l'injection. Maux de tête, pouls 120 assez fortement tendu. A 5 heures et demie la malade se plaint de faiblesse et d'un sentiment de tension à la face. Gonflement et rougeur du nez et des autres parties lupiques. Exanthème rouge sur le tronc.

Le frisson dura une demi-heure et fut suivi de chaleur. Température, à 7 heures et demie, 40,2. 8 novembre, le nez, les taches des joues, du menton, sont encore assez fortement rouges et gonflées, mais pas autant qu'à la suite de la première injection. Sur le nez et la lèvre supérieure, nouvelles croûtes jaunâtres qui ne couvrent cependant plus toute la tache rouge et sont plus discrètes. Sur les parties de la peau lupique où il n'y a pas de croûtes, petites vésicules blanches qui paraissent remplies de pus. La racine du nez qui est restée saine a peu rougi et n'est pas recouverte de croûtes. La nuit dernière, chute de la fièvre à 38.4. Température la plus élevée aujourd'hui 38,9, pouls 96; langue chargée. L'exanthème a notablement pâli. 9 novembre, léger ictère de la peau et de la conjonctive; pouls 80 moyennement tendu; urines brunâtres sans albumine.

10 nov., le nez, ainsi que ses parties avoisinantes, dans un espace de 3 centimètres, sont plus rouges qu'avant la seconde injection. Les croûtes ont beaucoup augmenté à la lèvre supérieure et oblitèrent les narines. L'ictère existe toujours; température du matin, 36,5, pas d'appétit, l'exanthème a disparu. A 9 heures trois quarts du matin, injection de 1 centimètre de la solution aqueuse à 1 0/0. Frisson à midi, d'une durée d'une heure. La température atteint à 3 et à 6 heures de l'après-midi 41 degrés et tombe ensuite jusqu'au lendemain matin 9 heures à 36,3. A 5 heures de l'après-midi, il n'y avait pas encore de modification dans l'aspect de la face. Exanthème maculeux à la poitrine et au dos. 11 novembre, état local comme

hier ; les croûtes sont encore adhérentes ; sur les autres parties rouges petites squames blanches ; l'exanthème a disparu.

Le 12 novembre, le nez et les joues sont toujours assez rouges, l'ictère persiste. A 9 heures trois quarts du matin, injection de 1 centimètre cube d'une solution à 1 %. A midi un quart, léger frisson d'une durée d'une heure ; sur les parois abdominales, les bras et les cuisses, papules rouges. A 2 heures, le malade se plaint d'une forte tension à la face qui présente à 5 heures et demie l'aspect que voici : le nez, à l'exception de sa racine et son pourtour, dans l'étendue de 3 centimètres, est fortement tuméfié, rougi et plus tendu que le matin. Sur le côté gauche, cette bande rouge s'étend jusqu'à l'angle de la bouche et entoure la tache lupique qui s'y trouve. Le dos, à l'exception de la nuque et des épaules, est rouge et marbré. Sur ce terrain, ainsi que sur la poitrine, les bras et les côtés du cou, se sont élevées de petites taches rouges de la grandeur d'une pièce de 50 centimes, dont quelques-unes portent de petites vésicules. Pas de démangeaisons. La respiration est de 28, le pouls de 112, l'ictère plus fort. La température avait atteint à 3 heures 39°8 et tomba ensuite jusqu'au lendemain matin 6 heures, à 36°2. Depuis lors, elle resta au-dessous de la normale. 13 novembre, l'exanthème a notablement pâli ; le nez et son pourtour sont plus pâles et moins gonflés qu'hier ; les croûtes sont encore très adhérentes.

Le 14 novembre, la rougeur et le gonflement avaient encore diminué ; les parties lupiques présentaient une forte exfoliation.

Pour éviter la destruction de la cicatrice naissante, on couvrit pendant un jour le nez avec une compresse imbibée de permanganate de potasse et on l'enduisit pendant 2 jours avec de la vaseline boriquée.

Le malade a reçu jusqu'à présent en injections 4 centimètres cubes de la solution à 1 %, c'est-à-dire 0,04 centimètres cubes du médicament.

Observation II, de M. le docteur William Lévy (*Bulletin médical*, 23 novembre 1890). — Anna Thiele, âgée de vingt-trois ans, était atteinte depuis sa dix-septième année d'abcès dans les os, dont l'un siégeant au bras avait fini par former une fistule qui persistait depuis longtemps. Des bords de l'orifice de cette fistule, il s'était développé un lupus qui, au bout de trois ans, avait gagné tout le bras gauche, la région antérieure et postérieure du cou et la plus grande partie des deux joues.

La malade, à son entrée, avait le coude gauche fortement tuméfié, mais au pli du coude la peau était encore normale ; en outre, les parties antérieurement atteintes étaient couvertes de cicatrices caractéristiques, dont les bords serpigineux étaient limités par une zone de couleur rouge-brun. Dans cette zone, on reconnaissait distinctement, en regardant de près, les petits nodules caractéristiques, en partie couverts d'épithélium en état de desquamation. Sur l'avant-bras gauche, la main gauche et la joue droite, on distinguait des bosselures dont l'étendue variait entre celle d'une pièce de 50 centimes et celle d'une pièce de 2 francs, qui étaient couvertes de croûtes épaisses. Température normale. Le 8 octobre, nous injectâmes un dixième d'un centimètre cube du remède de Koch sous la peau du dos. Au bout de quelques heures, la malade fut prise de frissons, la température s'éleva rapidement pendant cinq heures où elle était de 40°0. Le soir, la malade avait perdu connaissance et elle ne revint à elle que le 10 octobre, à midi, moment où la température commença à baisser.

En même temps qu'éclatait la fièvre, les parties atteintes rougissaient et se tuméfiaient. C'est le 9 octobre au matin que le processus pathologique, dont les différentes phases se déroulèrent devant nous, était à son summum. La tuméfaction du bras avait augmenté considérablement; sur le dos de la main la peau était œdémateuse. Partout où il n'y avait pas de nodules lupeux, la peau n'avait subi que de légères modifications; mais, où ces nodules existaient, ils faisaient saillie au-dessus du niveau de la peau et étaient entourés d'une zone rouge-foncé large de deux travers de doigt. Cette zone rouge-foncé nous montra, même de loin, qu'en quelques points il y avait encore du tissu tuberculeux vivant. L'altération qu'avaient subi les bosselures de l'avant-bras et de la main était beaucoup plus considérable encore. Ces bosselures étaient tuméfiées et d'un bleu-foncé.

Une incision faite sur le dos de la main permit de voir que le tissu lupeux néoplasique traversait toute l'épaisseur de la peau et qu'il avait l'aspect du sang coagulé sec. Le bras fut placé dans une attelle de Volkmann. Les zones rouges autour des parties lupeuses tuméfiées ainsi que la tuméfaction du bras diminuèrent ensuite rapidement. Les bords serpigineux avaient l'air d'être desséchés; ils se trouvaient en partie au-dessous du niveau de la peau environnante et se recouvraient plus fortement de squames. Les croûtes du bras, de la main et de la face se séchèrent vite, et bientôt elles ressemblèrent à des eschares produites par le fer chaud. Lorsqu'après leur chute, qui eut lieu au bout de huit jours environ, ces eschares se détachèrent, on vit apparaître, à la place de quelques-unes d'entre elles, la peau déjà solidement cicatrisée; sous d'autres, il y avait de vives granulations qui ne tardèrent pas à se transformer en tissu cicatriciel. La température resta normale.

Nous espérions avoir guéri la malade par cette seule injection, mais nous fûmes bientôt détrompés.

Nous nous décidâmes donc à faire une nouvelle injection, qui fut pratiquée le 27 octobre matin; à dix heures un dixième de cent. cube de liquide fut de nouveau injecté sous la peau du dos. Quoique les symptômes, consécutifs à l'injection, aient encore été violents, ils furent loin d'atteindre l'intensité qu'ils avaient présentée lors de la première expérience. La température s'éleva au bout de quelques heures avec des frissons jusqu'au-dessus de 40°, et de nouveau la malade perdit connaissance. Le tissu lupeux se gonfla et nous observâmes encore de larges zones rouges autour des foyers lupeux. Nous pensions qu'au niveau des régions cicatrisées tous les tissus malades nécrosés s'étaient détachés; cependant ces cicatrices se tuméfièrent, mais il n'y eut pas cette fois de nécrose, seulement une desquamation très abondante de l'épiderme.

Le 5 novembre, je fis encore une injection de un dixième de cent. cube sous la peau dorsale. La température monta le soir à 41° et atteignit le lendemain 40°5, mais les cicatrices ne se tuméfiaient plus aussi violemment et le malade ne perdit plus connaissance.

Nous répéterons maintenant les injections à intervalles plus courts; nous allons les faire tous les deux jours, et dès que la patiente ne réagira plus aussi fortement à l'injection de un dixième de cent. cube, nous augmenterons la dose toujours de un dixième de cent. cube jusqu'à ce que nous arrivions à 1 c. c.; nous continuerons les injections avec cette dose, jusqu'à ce que la malade ne soit plus prise d'accès de fièvre à la suite de l'injection.

Observation III, de M. le Docteur William Lévy (*Semaine Médicale*, 1890, page 423). — Mlle D., âgée de soixante et un ans, est atteinte depuis huit ans de lupus tuberculeux au nez et aux deux joues. Les deux ailes nasales sont détruites. Au niveau des parties affectées, on constate des groupes de petits nodules plats. La température est normale. Le 25 octobre, injection (0 c. c. 1). Rougeur et tuméfaction des régions malades. Élévation de la température jusqu'à 39°5. L'état général reste bon.

Le 27 octobre, injection de 0 c. c. 1, température 39°.5.

29 —	— ,	0 c. c. 2,	— 38°.4.
31 —	—	0 c. c. 4,	— 39°.4.
3 novembre,	—	0 c. c. 5,	— 39°.5.
8 —	—	0 c. c. 6,	— 38°.6.
10 —	—	0 c. c. 7,	— 38°.0.

La réaction locale alla en diminuant, malgré l'augmentation des doses et elle était à peine encore appréciable lors de la dernière injection. Il y a encore quelques points, au niveau desquels les croûtes sèches ne se sont pas encore détachées, mais elles commencent à le faire ; quelques autres tubercules de la grosseur d'un grain de millet et d'une couleur brun-rouge se sont déprimés et sont couverts d'épiderme sec.

C'est M. le professeur Koch qui prescrivait et les doses qu'il convenait d'injecter et l'intervalle qu'on devait laisser entre chaque injection.

Observation IV (service de M. le Professeur von Bergmann) (*La Clinique Française*, décembre 1890, communication de M. le Docteur S. Bernheim). — Mme Franciska, âgée de 45 ans, est atteinte de lupus de la face, du coude et du genou droits depuis 32 ans. Ce lupus n'a pas encore été traité. Rien de suspect aux poumons. La première injection a été faite le 6 novembre. On injecta un centigr. Quelques heures après l'injection il se produisit tous les phénomènes généraux que nous avons décrits. Toutes les places envahies par le lupus se congestionnèrent, la face se gonfla, devint œdémateuse. Des phlyctènes se produisirent, se rompirent le lendemain et furent remplacées par une véritable suppuration et des croûtes. En outre, on constata au moment de la réaction une grosseur placée dans la gaine de l'extérieur propre du pouce, grosseur qui avait échappé à un premier examen. Cette masse devint énorme et douloureuse, et, selon toute apparence, il s'agissait là d'un noyau tuberculeux, dont on n'avait pas soupçonné la présence. — On ne fit plus d'injection durant 13 jours. — On fit ensuite successivement quatre autres piqûres, en augmentant la dose du médicament et en allant jusqu'à deux centigrammes. La deuxième injection fut encore accompagnée d'une température élevée et de dyspnée. Aux injections suivantes, la réaction fut moins intense. — L'état local du lupus s'est considérablement modifié et amélioré. Après la desquamation des croûtelles on aperçoit un épiderme lisse, rouge, et de nouvelle formation, mais il existe encore quelques nodules. — Rien d'autre à signaler, qu'une hypertrophie très sensible de la rate.

Observations V et VI, de M. le Docteur Hallopeau (*Semaine médicale*, 3 décembre 1890). — Les effets observés sur deux malades atteints de lupus de la face ont été absolument semblables à ceux qui ont été constatés chez les malades de M. von Bergmann, etc.

Dans l'un de ces cas, il s'agit d'un jeune homme âgé de vingt et un ans, atteint de lupus ulcéré de la face dont le début remonte à

onze ans ; la lésion a envahi tout le nez et s'est étendue aux paupiè-
res, aux lèvres, etc.

Deux heures après l'injection, les surfaces malades se tuméfient un
peu, deviennent douloureuses ; ces phénomènes s'accusent, puis le
lupus se recouvre de vésico-pustules et d'une abondante sérosité qui
se coagule à la surface sous forme de croûtes melliformes confluentes. La périphérie du lupus est délimitée par un bourrelet saillant,
rouge, violacé, qui a presque l'apparence d'une plaque érysipéla-
teuse.

Huit à neuf heures après, la température s'élève, après un frisson
violent à 40°4 ; le malade ressent un malaise général, de la céphalal-
gie, puis apparaît sur la surface du corps une légère éruption papuleuse, rosée, rappelant l'érythème scarlatiniforme. Durant la nuit,
ces symptômes persistent ; vingt-quatre heures après l'injection, le
thermomètre accuse encore une température de 40° environ et celle-ci s'élève durant près de vingt-quatre heures pour atteindre les
environs de 41° ; enfin elle redescend progressivement en même
temps que le malade se sent soulagé.

Le quatrième jour après l'injection, le lupus était encore recouvert de croûtes confluentes, mais la rougeur des parties voisines
avait disparu, ainsi que tous les phénomènes généraux.

Quant au second malade, c'est un homme de vingt ans, atteint de
lupus étendu de la face depuis cinq ans, en partie guéri par les sca-
rifications et les galvano-cautérisations. Ce lupus s'accompagne de
nodules tuberculeux profonds. Chez lui, les réactions locales et
générales ont été moins vives que chez le premier malade ; la surface
lupique s'est congestionnée, sauf les parties cicatricielles, le dos du
nez en particulier, qui est resté blanc-rosé ; le malade a éprouvé
aussi quelques sensations douloureuses.

Notons enfin que chez ces deux malades il y a eu un peu de rougeur au point où l'inoculation a été faite et que ces malades accusaient une légère douleur dans cette région.

TABLE DES MATIÈRES

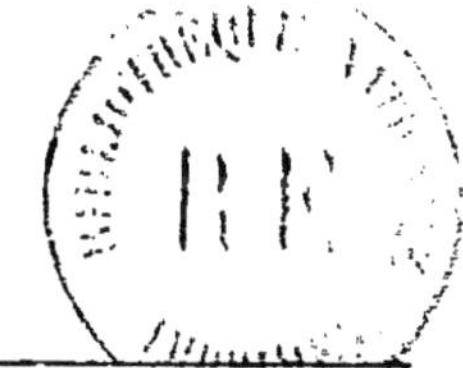

Clermont (Oise). — Imprimerie Daix frères, 3, place Saint-André.

103.

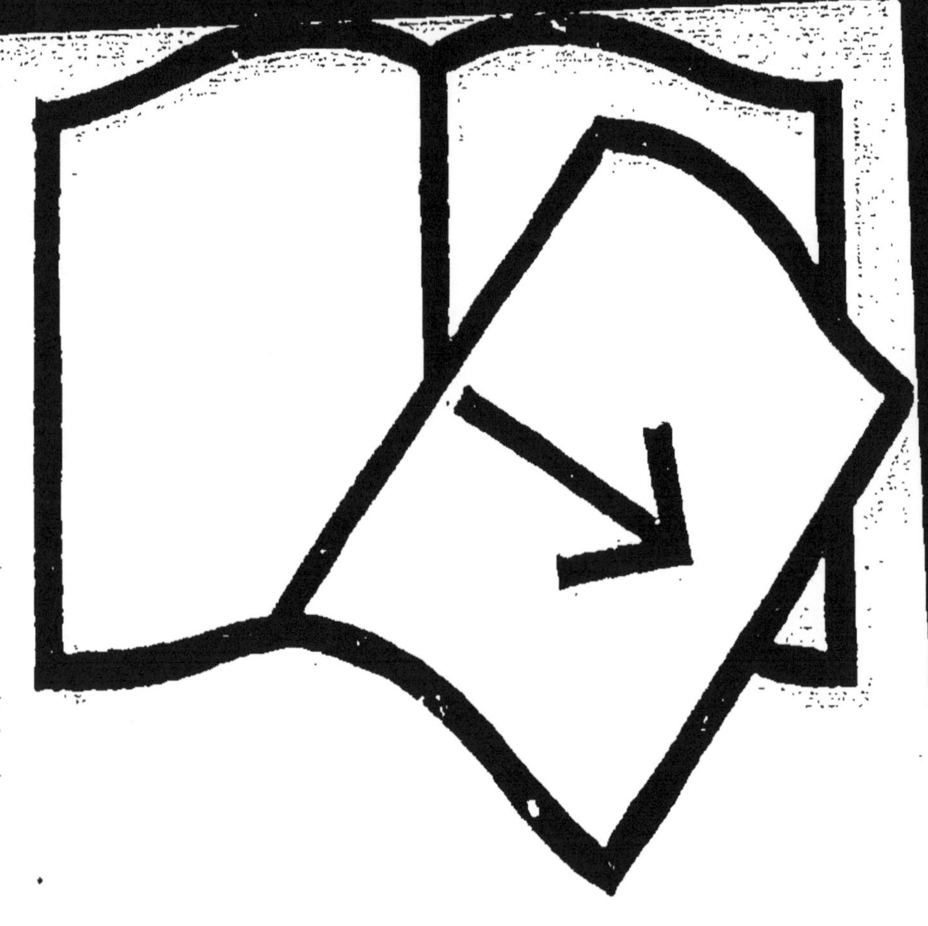

Decuments manquants (pages, cahiers...)

NF Z 43-120-13